吴卯斌　吴国理　吴国琴　著

常见
蛇伤虫蜇
治疗

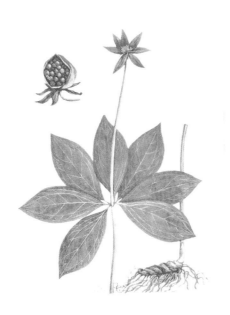

中国科学技术大学出版社

内 容 简 介

本书是对作者多年来治疗和抢救被蛇咬虫蜇万余例患者的经验总结,通过对运用"三棱针十字形点刺排毒法""毒泉穴排毒法"等方法,及"蛇伤生肌纱布条""百毒消酊剂"等药具治疗蛇咬虫蜇的实例解读,使蛇伤学科的理论和实践得到进一步发展和创新。本书主要内容包括:常见蛇伤的诊断、常见蛇伤的治疗、常见毒虫蜇咬伤的诊断、常见毒虫蜇咬伤的治疗、治疗虫蜇毒蛇咬伤的常用中药。

可供中医院医师、乡镇卫生工作者阅读、参考。

图书在版编目(CIP)数据

常见蛇伤虫蜇治疗/吴卯斌,吴国理,吴国琴著.—合肥:中国科学技术大学出版社,2023.6
ISBN 978-7-312-05639-0

Ⅰ.常…　Ⅱ.①吴…　②吴…　③吴…　Ⅲ.①蛇咬伤—中药疗法　②昆虫—咬伤—中药疗法　Ⅳ.R269.46

中国国家版本馆CIP数据核字(2023)第049487号

常见蛇伤虫蜇治疗
CHANGJIAN SHESHANG CHONGZHE ZHILIAO

出版	中国科学技术大学出版社 安徽省合肥市金寨路96号,230026 http://press.ustc.edu.cn http://zgkxjsdxcbs.tmall.com
印刷	安徽联众印刷有限公司
发行	中国科学技术大学出版社
开本	880 mm×1230 mm　1/32
印张	4.125
字数	80千
版次	2023年6月第1版
印次	2023年6月第1次印刷
定价	40.00元

徽州古称新安,历代医家众多,尤以儒医群体和世医家族为全国瞩目,蔚为新安医学之大观。除此以外,在"不为良相,便为良医"思想影响下,徽州民间还深藏着一些身怀绝技的民间郎中,他们在临床上多以独门专科见长,其传承授业方式相对隐秘,祖传秘方承袭百年虽秘不示人,却因救死扶危疗效卓著而在民间享有良好口碑。虫毒蛇伤往往危及性命,救治必须迅速且高效,不得有须臾迟疑不决。黄山市的吴卯斌就是这样一位传奇的民间蛇医。

我与吴卯斌医师相识,缘于我任黄山市副市长时和他的一次偶然交往。多次接触渐渐得知,他的临床学识不只来源于三代家传,更源于吴卯斌医师不断学习、进取和创新。20世纪70年代,全国各地农村推行农村合作医疗政策,农村卫生员"赤脚医生"大受欢迎,吴卯斌因为有着家传的治疗蛇伤技艺而成为其中的一员,且又有幸遇到下放到农村的安徽中医学院(现安徽中医药大学)李洪涛教授,在李洪涛教授的点拨指导下,吴卯斌接触了更多的中医理论和临床技术,眼界随之开阔。1985年,吴卯斌完成了在上海中医学院函授班的学习深造,其理论和专业技术水平上升了一个层次。这时的吴卯斌,已经完成了从一位民间郎中到蛇医兼全科中医的蜕变。

一直以来,吴卯斌给人最突出的印象是性情温和、处世从容、行事稳健,在剧毒蛇伤患者临门,伤者本人及家属极其慌乱时,吴卯斌医师也能保持淡定,三棱针飞速点刺排毒放血,中药外敷包扎一气呵成,于顷刻间化解危机。若没有几十年的蛇伤临床救治经验的积累,没有祖传蛇伤救治技艺的铺垫,绝不可能做到这一点。此外,让我感慨的是吴卯斌对待科学的态度,为了弄清赤链蛇是否具有毒性,他不是人云亦云、盲从于教科书,而是亲自对赤链蛇实施观察解剖,自购设备开展小白鼠和青蛙致死实验,从而证实了赤链蛇口角上方毒器及其毒性的存在,填补了国内蛇类研究的一项空白。这种开拓新领域、创造新经验的精神是特别值得赞扬的。

新安吴氏蛇伤救治技艺传承至今,取得了显著的成绩,这与近年来黄山市新安医学研究中心各方面的扶持协助是分不开的,江国庆、徐子杭等同志为吴氏蛇伤非遗项目申请,挖掘材料,收集历代中医文献,付出不懈努力终获成功。《常见蛇伤虫蜇治疗》是吴卯斌医师50年来临床经验的总结,也凝聚了吴氏家族蛇伤救治技艺的精华。本书针对各种不同类型的蛇伤、毒虫蜇伤,从快速诊断、初期处理到全身抗毒治疗,从中草药的辨识应用到蛇伤患者的心理护理,乃至后期蛇伤溃疡创面的修复,均进行了详细介绍,可以算得上是一本具体实用、指导性强的专业图书。同时,本书是一本有着切实可行的诊疗实效的匠心之作,希望有更多临床专业的同志及中医爱好者能读到这本书,进而普及相关知识,惠及更多的患者。故愿为之序。

张脉贤

前　言

皖南徽州(大部分地区今属黄山市),位于安徽省的最南端,地处长江流域之南,以钱塘江上源水系为中心,是一块江河密布、峰峦叠翠、风光绮丽、古老而毓秀的盆地。这里植被丰富,属中亚热带北缘的常绿阔叶林带,四季分明、雨水充沛、气候宜人。因此,毒虫孳生,蛇类尤为繁多,无毒蛇到处可见,有毒蛇类亦较多,如银环蛇、眼镜蛇、蝮蛇、尖吻蝮、竹叶青、赤链蛇、毒蜂、蜈蚣、蝎子、蜘蛛等。丘陵山区为其栖息之所,人们耕耘田间、伐薪丘陵、行走林间时,以及山区的房前屋后、柴房室内,常会遇毒蛇;被其咬伤,轻则痛苦难忍,重则危及生命,实为大害。我们的祖先聪明善思,在与毒蛇的斗争中积累了丰富的救治经验。尤其在徽州民间,自古就流传有许多治疗蛇伤的单方、验方,运用本地草药及道地药材成功救治虫毒蛇伤的案例不胜枚举。

笔者吴卯斌出身徽州民间颇有影响的蛇医世家,自幼随父吴玉海学习祖传的蛇伤救治技艺。祖父吴官春留传有一本《蛇伤救治手册》,其中的救治验方、炮制秘法,经一代一代不断地丰富完善,成为吴氏三代蛇伤治疗技术的结晶。自20世纪70年代以来,笔者踏遍了徽州的山山水水,走访民间土医、草药医,广泛求教,搜集了大量土法、土方、草药,将其兼收并蓄,取其所长,临床获益匪浅。实践证明,徽州民间有着许多医治虫蜇蛇伤的验方、妙法,只要治疗及时,对症下药,确可获得奇特疗效。笔者从医以来,一直恪守吴氏先祖遗训,取徽州民间草药验方及道地药材之长,结合现代医学技术,在毒蛇咬伤的诊治上自成一体,50多年来,已治愈蛇伤患者过万例,毒虫蜇伤更是不计其数。2018年,吴氏蛇伤治疗技艺精华之一的"新安吴氏连花百毒消",被列入黄山市第六批非物质文化遗产名录,其影响力进一步扩大。

为了将新安吴氏蛇伤治疗技艺传承下去,让中西医同道进一步了解这一特色技术,使其惠及更多的人,笔者特将50年来的蛇伤救治经验作一总结,将其中易于推广应用的部分整理成册,普及相关知识,为虫蜇蛇伤救治提供应急之需。本书详细介绍了吴氏蛇伤救治体会,包括诊断要点、救治原则、祖传技法、临证验方、制剂加工、内治外治、中西结合、心理护理等。其中,祖传"蛇伤解毒汤""三棱针十字形点刺排毒法"和"毒泉穴排毒法"的使用,以及"蛇伤生肌纱布条""百毒消酊剂"的研制和用法,是吴氏蛇伤临证的精华。

限于笔者水平,书中难免会有错漏之处,恳请读者不吝赐教。

吴卯斌

目 录

第1章　常见蛇伤的诊断

　　诊断毒蛇咬伤,除询问患者被蛇咬伤的时间、地点、蛇种描述外,还必须先仔细观察伤口局部牙痕情况,包括牙痕排列形状,牙痕的数目、深浅,牙痕的间距,牙痕渗血程度,坏死发生与否,溃烂的速度和程度等,然后依据局部及全身中毒症状等一系列临床表现以及理化检查综合分析来确诊。例如,蝮蛇咬伤(混合毒类)牙痕大多为2个,深而清晰,间距0.4～1.6 cm,伤口周围可有大小不等的水疱、血疱,血疱溃烂后有黄色分泌液流出,同时有眼睑下垂、复视等临床特征;眼镜蛇咬伤(混合毒类)会较快出现以牙痕为始发的中心麻木,以及田形溃疡等临床特征;尖吻蝮咬伤(血循毒类)伤口刀割样剧痛,皮下瘀斑(俗称蕲蛇斑),甚至口鼻眼等处出现黏膜渗血,伤肢呈地道样坏死;竹叶青蛇咬伤(血循毒类)伤口疼痛剧烈,具有烧灼样性质,伤肢水疱等特征,局部症状明显,全身症状较轻;赤链蛇咬伤如同蜈蚣咬伤,疼痛难忍,10小时后逐渐减轻;银环蛇咬伤(神经毒类)局部症状体征和早期全身表现都不明显,有细小的牙痕,如针尖样,牙距常为0.5～1.7 cm,牙痕较难观察到,渗血不明显,用75%酒精或生理盐水擦洗局部并轻压后才显露牙痕,常呈撕裂伤痕。在临床中运用这些经验能够迅速地作出明确的诊断,为迅速有效地治疗蛇伤打下基础。

1 蝮蛇咬伤的诊断

【蛇种描述】 蝮蛇(见图 1.1)为蝰科动物,又称短尾蝮。黄山市关于蝮蛇有七寸毒、五步短、麻布蛇、海龙蛇、土巴蛇等俗名。

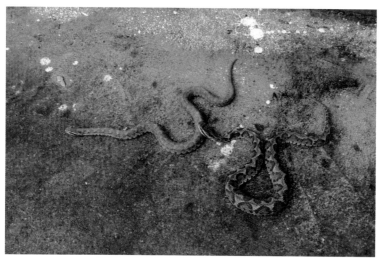

图 1.1 蝮蛇

成年蝮蛇全长一般 45～80 cm,故有五步短、七寸毒之称。头部略呈三角形,颈部明显,吻端圆。鼻间鳞较宽,其后缘向外侧方斜出。前额鳞大,长宽略相等;额鳞和两颅顶鳞间的缝合线的长度相等;颅顶鳞的长度与额鳞加前额鳞

1/2的长度之和相等。眼上鳞比额鳞长,比颅顶鳞短。鼻孔位于2片鼻鳞之间,前鼻鳞比后鼻鳞大1倍。眼前鳞2片,眼后鳞2～3片,眼下鳞1片,前端与第3片上唇鳞相接。上唇鳞7片,第3片入眼;下唇鳞10片,前4片与前颏鳞相接。前颏鳞大,左右并立;后颏鳞小,左右分开,中间隔1对小鳞;后颏鳞和第1片腹鳞间有5对左右的小鳞片。体鳞起棱,通常23—21—17行。腹鳞138～168片;肛鳞单一;尾下鳞28～56对。背面暗褐色,体侧各具黑褐色圆斑1行,约30个。两侧斑纹在背中央往往相连接。头顶灰褐色,从眼后到口角有一黑褐色阔条纹;上、下唇和头部腹面均呈淡黄色。腹面灰白色,散在黑色斑点,有时全部呈灰黑色。尾短,焦黄色[1]。

【分布】 国内分布于福建、江西、浙江、安徽、河北、山西、内蒙古、黑龙江、吉林、辽宁、山东、江苏、台湾、河南、湖北、湖南、陕西、宁夏、甘肃、新疆、四川、贵州、上海。国外分布于日本、朝鲜、蒙古、俄罗斯。

【生态习性】 蝮蛇以蛙类、鱼类、鸟类、蜥蜴及鼠类为食。伤人大多在其捕食活跃的晚上7～9点,因蝮蛇的栖息环境与人们的劳作、活动、休息地息息相关,一旦接触极易受伤。蝮蛇为黄山市数量最多的毒蛇,也是该市及周边地区伤人最多的毒蛇。

蝮蛇生活于平原与丘陵地带的潮湿环境中及杂草丛、乱石堆中,坟穴、茶山、果园、桑园、菜地、农田、池塘等均是其活动、捕食场所。蝮蛇在梅雨闷热天气也常进入猪舍、柴房等室内,甚至床上、车内和楼道等处。

【毒理毒性】 蝮蛇毒液的成分复杂,除含有出血毒素、凝血毒素、抗凝毒素、心脏毒素、细胞毒素、神经毒素、肌肉毒素外,还有多种酶类及非酶类活性蛋白质、有机物以及少量无机离子等,属混合毒类。

【临床表现】 局部症状:牙痕1~4个,多为2个[2](见图1.2)。多数深且清晰,间距0.4~1.6 cm,伤后局部肿胀迅速,伤口出血不多,伴有黄色或血性液体渗出,附近淋巴肿痛,有肿胀或麻木感,伤肢稍有活动则疼痛加剧。肿胀可蔓延扩散到患者同侧胸、腹部。伤口周围可有大小不等的水疱、血疱,皮下出现淤血、瘀斑(见图1.3)。水疱、血疱破溃后有黄色分泌液流出(见图1.4),处理不及时或不当可造成溃烂坏死。

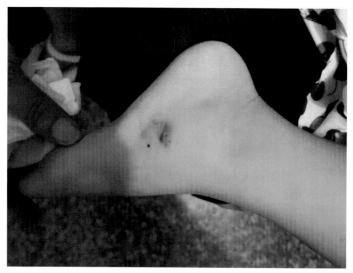

图1.2　蝮蛇咬伤牙痕

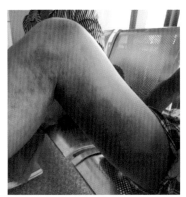
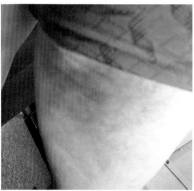

图1.3　蝮蛇咬伤瘀斑

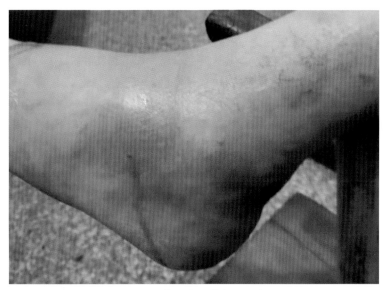

图1.4　蝮蛇伤口黄色分泌液

　　全身症状：伤后1～4小时出现全身中毒症状，视物模糊，亦可出现单一视物不清，头昏目眩、复视（也会在用抗蝮蛇蛇毒血清后72小时内出现）、眼睑下垂、颈项强直等，复视是蝮蛇咬伤的特有症状。继有全身肌肉酸痛、四肢活动障碍、心跳增快、胸闷、心悸、呼吸急促、鼻翼扇动等症状,严重时可见呼吸困难,呼吸麻痹是早期死亡的主要原因。脸色苍白、出汗、肢端厥冷发绀、血压下降、心音低钝、脉搏细速等为严重中毒性休克症状。尿量减少或血尿、尿呈酱油色,也是蝮蛇咬伤的特有症状。休克、溶血及对各脏器的直接损害,可引发急性肾衰竭等。

2 竹叶青蛇咬伤的诊断

【蛇种描述】 竹叶青蛇(见图1.5)别名焦尾巴、青竹蛇、青竹丝、刀竹青、红眼睛、红眼蜻蜓蛇。

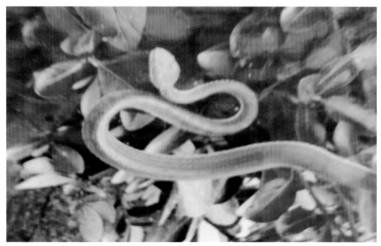

图1.5 竹叶青蛇

竹叶青蛇为蝰科动物,全长70~90 cm。头大,呈三角形,有长管牙;颈细;尾较短,有缠绕性。头顶具细鳞,左右鼻间鳞小,由细鳞分开;第1枚上唇鳞与鼻鳞完全分开;鼻鳞与颊窝之间有1～2枚小鳞;2枚鼻鳞之间隔1～4枚小鳞;背鳞起棱,颈部23(21～25)行,中部21(19)行,肛前15行。头部青绿色,背面纯绿,腹面略浅,尾背及尾尖焦红色。最外侧一行背鳞色白,浅黄或红白各半,形成体侧纵线纹,前方可达颈或眼前后[1]。

【分布】　分布于我国甘肃、四川、云南、贵州、湖北、安徽、浙江、江西、湖南、福建、台湾、广东、海南、广西等地。

【生态习性】　具有纯绿的体色和适于缠绕的尾部,适应于树栖生活。常生活于海拔400～2320 m的山区阴湿溪边、杂草灌木丛和竹林中,或溪边岩石上。夜间活动频繁。常常吊挂或缠绕在溪边的树枝上,体色与栖息环境均为绿色,故一般不易被发现。主要以蛙、蝌蚪为食,亦吃鼠、蜥蜴等。有冬眠习性。卵胎生,7、8月间产仔蛇3～15条。

【毒理毒性】　平均每次排出的毒液量为27.5 mg,低温真空得干粗毒5.1 mg;含水量81.5%,对小白鼠的半数致死量(LD$_{50}$)皮下注射为3.3 mg/kg,临床死亡率1%[3]。竹叶青蛇毒以血液循环毒为主,并具有少量神经毒。

【临床表现】　局部症状:牙痕1～4个,多为2个[4],间距0.4～1.5 cm。伤口渗血少许,烧灼疼痛,带有刀割样性质。咬伤数分钟后即可出现局部红肿,发展迅速,并向肢体近心端蔓延。所属淋巴结肿大、压痛明显。创口周围随之出现水疱,严重时水疱蔓延至整个伤肢,大如鸡蛋、小如芝麻(见图1.6),血水疱破溃可形成坏死性炎症创面。经3～4天治疗,出现恢复性瘀斑(见图1.7)。

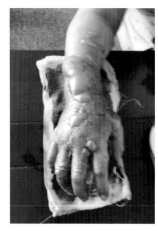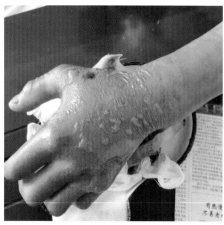

图1.6　竹叶青蛇咬伤水疱

全身症状:有时会出现头晕、眼花、发热、寒颤、恶心、呕吐、胸痛、腹痛、咽喉肿痛等症状,个别出现阴道出血。严重的可发生中毒性休克。竹叶青蛇树栖生活,容易咬伤人的头、背、颈部,可造成局部肿胀并波及咽喉部,进而引发窒息。如咬伤静脉可使人在20～30分钟停止心跳、呼吸[5]。

临床特征:被竹叶青蛇咬伤时,除患者看清确认或将捕获打死的蛇体外,手机拍摄的图片、视频亦是识别的重要诊断依据,没看清或没看见蛇体的可根据其栖息地区、活动习性与规律,并结合咬伤时间、地点等作出初步诊断。

竹叶青蛇咬伤的伤口处具有烧灼疼痛,伤肢肿胀严重,伤肢水疱明显的特征。

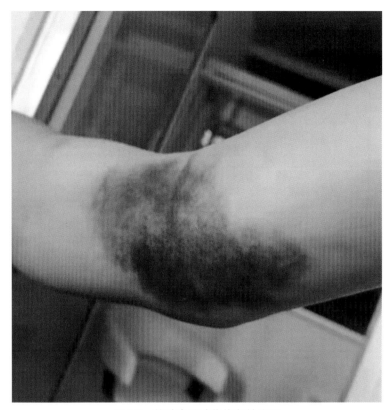

图1.7 竹叶青蛇咬伤恢复性瘀斑

3 尖吻蝮咬伤的诊断

【蛇种描述】 尖吻蝮(见图1.8)又称五步蛇、蕲蛇、百步蛇、塞鼻蛇、大白花蛇、棋盘蛇、聋婆蛇、饭匙倩、盘蛇、翻身花。

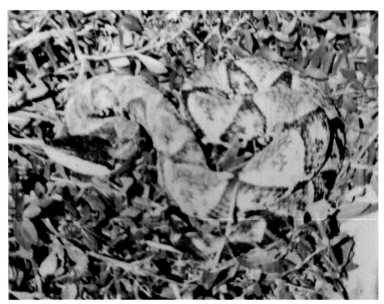

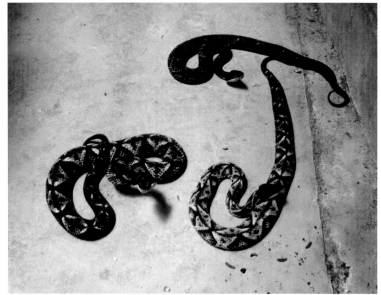

图1.8 尖吻蝮

尖吻蝮雄性长(1137＋191)mm,雌性长(1238＋165)mm。[①]体背面灰褐色,有灰白色的菱形方块斑(16～19)＋(2～5)块,腹面白色,有许多明显的黑色圆斑。头呈三角形,颈部明显。吻鳞和鼻间鳞向上前方突出,故又名褰鼻蛇。在鼻鳞与颊窝前缘鳞片之间有3个小鳞片,上唇鳞7片,第1片最小,第2片形成颊窝前缘,第3、4片最大;眼前鳞2片,眼后鳞1片;眼下鳞1长片,自眼后鳞下方斜伸至眼前方与窝下鳞相切;颞鳞2＋4(5)片。背鳞起棱,21(23)—21(23)—17(19)行;腹鳞雄性157～164片、雌性162～170片,尾下鳞雄性52～64片、雌性52～58片,大多成对,少数单行[1]。

【分布】　国内分布于安徽、浙江、江西、福建、台湾、湖北、湖南、广东、广西、四川、贵州。国外分布于越南北部。

【生态习性】　当人们因工作需要必须进入尖吻蝮及其食物栖息环境,误踩或逼近蛇体时,随时可能被尖吻蝮咬伤,进山时应先穿好鞋袜及长靴、长裤等,可起到一定的防护作用。另外"打草惊蛇"是民间积累的驱蛇经验,因蛇对振动极敏感,受到惊扰即会逃走。在山区夜间途径行路尤要注意,更不能用火把照明。

尖吻蝮捕食的种类主要有鼠类(社鼠、地鼠、黄鼠、松鼠、屋顶属、大足属、田鼠等),蛙类(青蛙、棘胸蛙、泽蛙、树蛙,也食蟾蜍和牛蛙等),蛇类(乌梢蛇、王锦蛇、赤链蛇、颈棱蛇、红点锦蛇等),昆虫类(蝗虫、金龟子、牛苍蝇)、蜥蜴

---

① 蛇长为蛇的体长与尾长之和,后同。

等。尖吻蝮白天多盘蜷不动,头位于当中、吻尖向上,当人的脚步声接近时,会转动其头部警惕地注视着震动传来的方向,有扑火习性,故在山区的人一般不用火把照明。尖吻蝮是我国特有的蛇种,广泛分布于黄山市山区,常盘踞栖息地不动,等食过路动物,故有"懒蛇"之称[6]。该蛇在快要蜕皮时和饱食后一般不主动攻击人,空腹或蜕皮后如遇惊扰则注视发出声响的地方。尖吻蝮与其他蝮亚科的蛇类一样,在头部两侧的鼻孔与眼之间各有一个叫作"颊窝"的小坑,这是蛇的特殊感觉器官,内有一薄膜细胞构成的温度接收器,可灵敏地探测周围环境温度的变化。其对捕食的猎物或天敌的攻击如闪电般迅速,在民间故有"放丝蛇"之称。尖吻蝮属晨昏性蛇类,以早晚活动为主,且夜间多于白天。

咬伤地点:尖吻蝮生活于海拔100~1400 m的山区丘陵地带,大多栖息在海拔300~800 m林木茂盛的山间。这些地方的岩石、落叶堆、草丛、山芋地、玉米地、稻田、箬竹林、挖笋掘葛坑和茶山是它们活动的场所。尖吻蝮随雨水和温度的变化而迁移生活。在低温多雨的春季,大多数尖吻蝮的洞穴被雨淋水浸,尖吻蝮被迫离开洞穴,流窜在雨中的茶园、山间小路及茂林中、草地上,寻找适宜的林中高地山洞或钻入山区村宅,盘踞在柴火或稻草堆内,柴房、猪圈、床底、地棚下、土墙洞、山芋窖等均是它们避雨防寒的去处,甚至在饭桌下、床上等温湿度适宜、安静有食物的场所盘踞。

在炎热的7~9月,尖吻蝮大多迁移至山谷溪涧附近,这些地方林木上密下疏,山泉清澈沿水沟或绕石流淌,或者形成瀑布直流而下。溪渚、青苔、岩石、沙滩、倒树边的杂草以及山中的箬园、崖底岩洞,都是尖吻蝮栖息避暑之处。

进入10月,气温下降,尖吻蝮陆续由山谷向山坡移动,寻找适宜的越冬场所,洞穴大多在半山坡,朝南或东南朝向,背风、阳光充足之处。到翌年3月上旬,气候变暖时出蛰,尖吻蝮陆续出洞活动。5月前大多在洞口附近活动,随着时日天气变化出入洞。出洞早的蛇,大多是不健康或洞内进水所致。尖吻蝮的洞穴多在山区森林中的树根旁。

【毒理毒性】 尖吻蝮蛇毒含有心脏毒、凝血毒和出血毒。

【临床表现】 尖吻蝮咬伤,其毒属血循毒素,中医辨证属火毒型。患者多于挖笋、采摘箬叶、伐木、捕蛇或下雨前后闷热天气时,在山坳近水阴凉处被咬伤。

局部症状:牙痕1～4个,大多为2个,深且较大[7](见图1.9),间距宽约0.8～3.5 cm。伤口刀割样剧痛难忍,流血较多(见图1.10)。局部肿胀严重(见图1.11),蛇毒迅速向近心端蔓延至躯干,周围产生严重的淤血、瘀斑(见图1.12),并扩散至全身。伤肢可见血疱、水疱(见图1.13)、坏死,呈地道样溃烂或大面积溃疡(见图1.14),甚至造成手指和脚趾坏死脱落(见图1.15),溃疡长期不愈。伤肢肌肉萎缩,甚至会发生骨髓炎等后遗症。

全身症状:很快出现,发展迅速。常见胸闷、心悸气促、视力模糊、心率加快、畏寒、高烧等症。严重者可出现烦躁、谵语、昏迷。全身很快出现瘀点、皮下瘀斑(俗称蕲蛇斑)[8],口鼻眼等黏膜渗血(俗称七窍流血)以及尿血、便血、内脏出血等现象。严重时可导致血压下降、口唇发绀、手足厥冷、休克以致昏迷。可因急性循环衰竭而死亡。

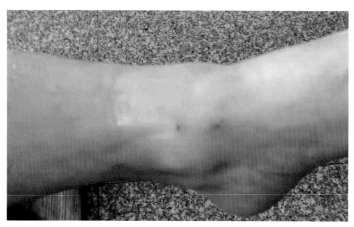

图 1.9 尖吻蝮咬伤牙痕

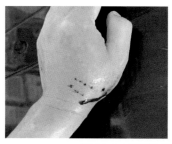
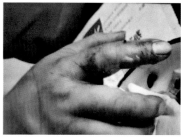
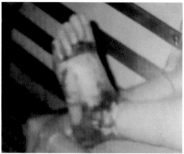

图 1.10 尖吻蝮咬伤后的出血

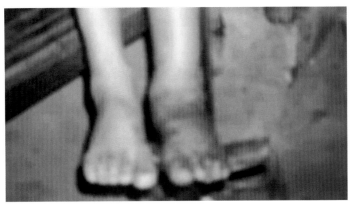

图 1.11 尖吻蝮咬伤引起的肿胀

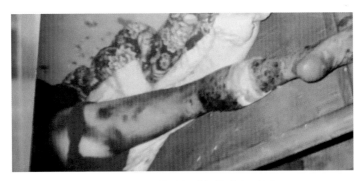

图 1.12 尖吻蝮咬伤引起的淤血、瘀斑

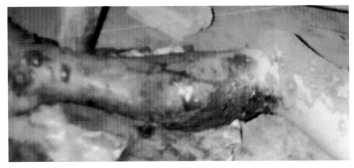

图 1.13 尖吻蝮咬伤引起的血疱、水疱

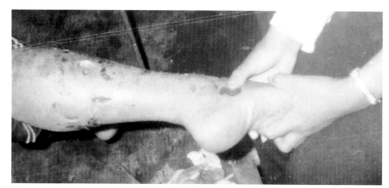

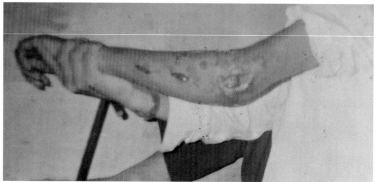

图 1.14　尖吻蝮咬伤引起的地道样溃烂

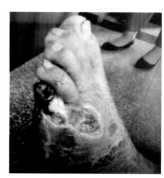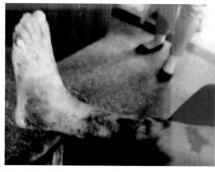

图 1.15　尖吻蝮咬伤引起的坏死、脱落

【临床表现】 实体诊断：被尖吻蝮咬伤时，除患者已看清确认或捕获打死的尖吻蝮外，手机拍摄的图片、视频，也是识别蛇种的最重要的诊断依据。亦可根据尖吻蝮栖息地区、活动习性、规律，结合咬伤时间、地点等作出初步诊断。

特有症状：尖吻蝮咬伤具有伤口刀割样剧痛，皮下瘀斑（俗称蕲蛇斑），甚至鼻眼等处出现黏膜渗血（俗称七窍流血），伤肢呈地道样坏死的特征。

4 烙铁头蛇咬伤的诊断

【蛇种描述】 烙铁头蛇（见图1.16、图1.17）又称龟壳花蛇、野猫蛇、蕲蛇盖、笋壳斑、老鼠蛇。

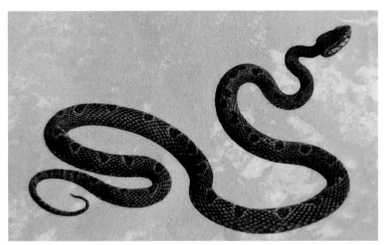

图1.16 烙铁头蛇[20]

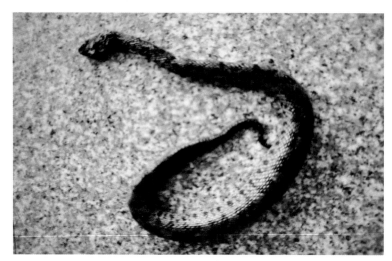

图1.17 黄山烙铁头蛇

烙铁头蛇体长70～100 cm。头较窄长,长为宽的1.5倍以上,头与颈区分明显,形似烙铁。具管牙较长。头顶具细鳞,吻鳞呈三角形,宽与高相近,鼻间鳞较小,其间隔三四片小鳞,有颊窝。上唇鳞9或10片,第1片上唇鳞与鼻鳞间有缝沟;鼻鳞与颊窝间有细鳞;左右眼上鳞之间一横排上有14～16片小鳞。背鳞棱强,颈部25行,肛前19行。[1]

【分布】 国内分布于河南、甘肃、四川、云南、贵州、安徽、浙江、江西、湖南、福建、台湾、广东、海南、广西等地。国外分布于印度、巴基斯坦、缅甸。

【生态习性】 一般栖息在海拔200～1400 m的山区灌木林、竹林、溪边、耕地、茶园、柴草堆、草丛、住宅附近等阴湿的环境中,常盘伏在柴堆内。多在晚间活动,偶尔可在白天见到;有时在山溪内游动。尾有缠绕性。吃鱼、蛙、蜥蜴、鸟、鼠。小雪至清明间冬眠;常利用树洞、竹洞作越冬场所。

产卵4～14枚。不主动袭击人。

【毒理毒性】 烙铁头蛇平均每次排出的毒液的干毒量为21.16 mg；对小白鼠的半数致死量（LD_{50}）皮下注射为10.85 mg/kg[9]。蛇毒含有血循毒[10]，被蛇咬伤后，出现局部肿胀、伤口灼痛；五官及内脏出血，意识模糊；红细胞及血红蛋白减少，有蛋白尿、管型尿、血尿、尿少[11]。

烙铁头蛇毒可引起广泛的难以制止的内外出血及心血管损害。具体表现为：① 内脏毛细血管扩张、通透性增加，使血容量相对不足或血容量减少，造成血压下降。② 毛细血管内皮损伤、血液失凝，内外大量出血，进一步加重休克，如果发生急性溶血，循环机能将更加难以负担。③ 心脏会受到蛇毒直接或间接的损害，如心肌出血、坏死等[2]。

【临床表现】 烙铁头蛇咬伤，其毒属血循毒素，中医辨证属火毒型。伤者多于天气闷热的夜晚或早晨，在村屋前后、山路途中、柴草堆放处被咬伤。

局部症状：一般可见2个牙痕（见图1.18），间距0.8～1.6 cm，并有渗血。临床表现类似竹叶青蛇咬伤，但较严重。伤口周围红肿并有血疱、水疱或瘀斑，局部可形成溃疡坏死，肿胀沿肢体蔓延，所属淋巴结肿大，疼痛剧烈且持续时间较长，具有灼烙感为其特点。

全身症状：毒素扩散到全身时，常见症状有头昏、头痛、眼花、恶心呕吐、视力模糊、嗜睡等，甚至昏迷。严重时可能会出现口鼻出血、便血、尿血及全身内脏出血等症状。由于烙铁头蛇毒性较强，被咬伤后也会有出现休克和急性循环衰竭的危险。

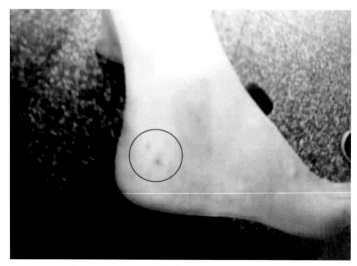

图 1.18　烙铁头蛇咬伤牙痕

临床特征:烙铁头蛇咬伤有灼烙感。

5　眼镜蛇咬伤的诊断

【蛇种描述】　眼镜蛇(见图 1.19)又称万蛇、吹风蛇、吹风鳖、扁头风、喷鸡蛇、饭铲头、膨颈蛇、琵琶蛇、饭匙头、乌肉蛇、蝙蝠蛇、犁头扑[12]。

眼镜蛇体长雄性可达(1790+146) mm(标本尾断),雌性可达(1430+210)mm。该蛇颈部背面有白色眼镜架状的斑纹,激怒时前半身竖起,颈部膨扁,并发出"呼呼"声。体背部黑褐色,有狭的黄白色横斑纹 15～18 条,这种斑纹有时

呈双条纹。腹面前段为黄白色,有一个数鳞片宽的黑褐色
横斑,在此横斑前方有一对黑色斑点,第21~24鳞为淡黄
色,其余均为黑褐色。体背斑纹变异极多,尤以颈部背面斑
纹变异最常见。眼镜状的斑纹有相连的,有断续的,也有两
边为圆形的。该蛇也有些全身无黄白色斑纹而通身呈黑
色、土褐色、米黄色,甚至白色。无颊鳞,上唇鳞7片,2—
2—3式;下唇鳞8片,少数7、9或10片,第4与第5片下唇鳞
之间靠近唇缘处常嵌有1片较小鳞片;眼前鳞1片,眼后鳞
2~3片,极少数1片;前颞鳞2(1)片,后颞鳞2(3,1,4)片。
背鳞平滑,斜行,23(21,25~27)—21(19,20)—15(13,14,
17)行;腹鳞雄性162~182片,雌性166~177片;尾下鳞雄
性39~51对,雌性38~53对;肛鳞完整或两分[13]。

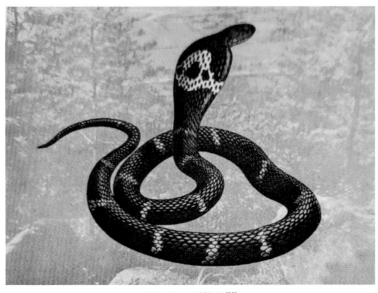

图1.19　眼镜蛇[20]

【分布】 国内分布于安徽、浙江、江西、福建、台湾、湖北、湖南、广东、海南、广西、贵州、云南。国外分布于东南亚、南亚及西亚。

【生态习性】 栖息山地森林、平原、水边、墙基和洞穴中,甚至有时会进入房屋中。栖息地覆盖平原到海拔1000 m左右的山区,以小型哺乳动物、鸟类及其卵、蜥蜴、蛙类、鱼类及其他蛇类为食。昼行性,喜在晴天活动,夏天炎热时偶在晚上出来活动。卵生,6~8月间产卵,每次产卵9~18枚,孵化期47~57天。交配期在5~6月[13]。

【毒理毒性】 眼镜蛇系剧毒蛇种之一,排毒量大,毒性强。小白鼠的半数致死量(LD_{50})皮下注射为0.53 mg/kg。被咬伤后如及时抢救,24小时后可转危为安,少有后遗症,但若伤口溃烂则愈合较慢[14]。

眼镜蛇咬伤属混合毒素,中医辨证为风火毒型。

【临床表现】 局部症状:局部牙痕1~4个,牙距通常在0.8~2 cm。伤口少有流血,牙痕闭合很快,迅速变黑,伤口中心有麻木感。伤肢肿胀严重的地方常出现大小不等的水疱,肿胀发展迅速,治疗不及时可扩展到躯干,亦有少数患者无明显血循毒中毒症状,且无麻痹。少数病例亦有血疱(见图1.20)、水疱破溃后,导致田形组织坏死或溃疡面(见图1.21)难以愈合,所属淋巴结肿大的情况。

全身症状:一般咬伤后1~6小时出现全身症状。病人感到困倦、胸闷、心悸、恶心、呕吐、畏寒、发热、嗜睡、视力模糊、吞咽困难、全身不适等。随着病情进展,可出现牙关紧闭、呼吸困难、口吐白沫、瞳孔缩小,对光反射迟钝,血压先高后降,最后因中毒性休克而致昏迷,进而因呼吸肌麻痹和循环衰竭而死亡。

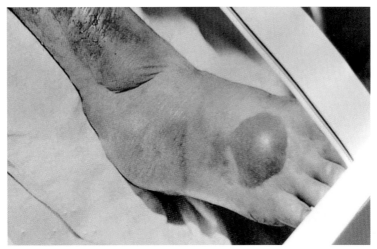

图1.20 眼镜蛇咬伤引起的血疱[21]

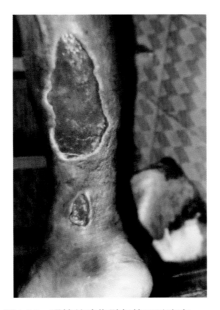

图1.21 眼镜蛇咬伤引起的田形溃疡

　　临床特征：被眼镜蛇咬伤时除患者已看清确认或捕获打死的眼镜蛇外，手机拍摄图片、视频是识别蛇种最重要的诊断依据，也可根据眼镜蛇栖息地区、活动习性与规律，并结合咬伤时间、地点等作出初步诊断。

　　眼镜蛇咬伤具有以牙痕为始发的中心麻木的特征，以及田形溃疡等特征[8]。

6　银环蛇咬伤的诊断

　　【蛇种描述】　银环蛇（见图1.22），又称银包铁、银蛇、银角带、银报应、断肌甲、过基甲、白手巾蛇、寸白、臭蛇、白节蛇、白吊蛇、雨伞蛇、节节乌、金钱白花蛇。

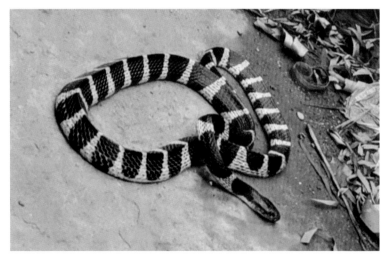

图1.22　银环蛇

　　银环蛇体长100～150 cm。身体细长，头小，稍带椭圆形。眼小，椭圆形。鼻鳞2片，鼻孔椭圆形，在两鳞之间。无颊鳞。上唇鳞7片，少数6片。眼前鳞1片，眼后鳞2片。前颞鳞1片，少数2片，后颞鳞2片。体鳞光滑，背鳞15列；腹鳞200～211片。肛片单一。尾下鳞单列，41～51片。体背面黑色，有许多条白色横带，躯干上有35～45条，尾部有9～16条。腹部白色，略有灰黑色的小斑点[12]。

　　【分布】　国内分布于安徽、浙江、江西、福建、台湾、湖北、湖南、广东、海南、广西、四川、贵州、云南。国外分布于缅甸、老挝[13]。

　　【生态习性】　栖息于平原及丘陵地带的多水之处，山坡、坟堆、路旁、田埂、河滨鱼塘、水沟，墙角及住宅附近和菜园等处。银环蛇出没在夜间的水塘边、溪河边、水田边。多在夜间活动。捕食鼠类、蜥蜴、蛙类、鱼类（尤以鳝鱼、泥鳅为主）及其他蛇类。卵生，多于6月间产卵，每产3～12枚；孵化期约为48天。

　　本种在我国有两个亚种：一是指名亚种 *Bungarus multicinctus multicinctus* （Blyth），腹鳞较少（203～221片），白色环纹较多[(31～50)＋(8～17)条]；二是云南亚种 *Bungarus multicinctus wanghaotingii* （Pope），腹鳞较多（213～231片），白色环纹较少[(20～31)＋(7～11)条]，后者在我国仅分布于云南。

　　【毒理毒性】　银环蛇蛇毒对小白鼠的半数致死量（LD_{50}）皮下注射为0.09 mg/kg，临床死亡率为23%[14]。银环蛇蛇毒含有剧烈的神经毒。

【临床表现】 银环蛇蛇毒属神经毒素,中医辨证属风毒型。

局部症状:一般2个针尖样牙痕并列,相距0.5~1.7 cm,伤口出血少许或不出血,早期无明显症状。咬伤后10分钟左右,伤口周围仅有微痒或麻木感。局部不红、不肿、不痛为其特点。由于局部症状不明显,在全身中毒症状未出现之前,容易被病人忽视或被诊为无毒蛇咬伤,从而贻误治疗时机,甚至造成严重恶果。因此,对银环蛇咬伤早期症状应特别予以重视,以免误诊,错过救治时机。

全身症状:一般出现在伤后1~4小时,初始仅有轻度头晕眼花、四肢乏力、舌活动不灵、张口困难、肌肉关节疼痛等现象,但为时短暂,继而出现胸闷、气促、恶心、呕吐、腹痛等症状。严重时出现语言謇涩、吞咽困难、张口受限、眼球运动迟钝、眼睑下垂或流涎,甚至瞳孔散大、对光反射迟钝、全身肌肉瘫痪,累及呼吸肌麻痹而致呼吸衰竭、呼吸停止。呼吸停止后给予人工辅助呼吸及相关对症处理,一般可在3~14天恢复自主呼吸。

临床特征:被银环蛇咬伤除带有蛇体等实物作为识别确认蛇种最重要的诊断依据外,在无实体依据时根据银环蛇在夜间出没在水田、鱼塘和溪河边捕食的活动规律等也可进行综合判断。

银环蛇咬伤(神经毒类)局部症状体征和早期全身表现都不明显,有细小的牙痕,如针尖样,牙距常在0.5~1.7 cm,

牙痕较难观察到,渗血不明显,用75%酒精或生理盐水擦洗局部并轻压后才显露牙痕,常呈撕裂伤痕[8]。

7　赤链蛇咬伤的诊断

【蛇种描述】　赤链蛇(见图1.23)又称赤链(陶弘景)、赤棟蛇、桑根蛇(《本草纲目》)、火赤炼(陈义《动物学》)、火炼蛇(薛德焴《系统解剖学》)、火赤链蛇(《脊椎动物学分类》)、红斑蛇(《生物学通报》)[15]、火赤链(《中国蛇类图谱》)[13]。

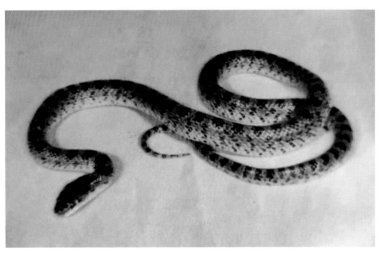

图1.23　赤链蛇[20]

赤链蛇头较宽扁,呈椭圆形。吻鳞高,从背面可以看到。鼻间鳞小,前端椭圆。额鳞短,长度约等于自其前缘到鼻间鳞前缘的距离。颅顶鳞长而大,长为额鳞与前额鳞之和。眼上鳞小。颊鳞狭长、入眼,下与第2、3片上唇鳞相接。上唇鳞8片；眼前鳞小，1片，不达头背；眼后鳞2片，偶为3片。前颞鳞2片，下面1片特大；后颞鳞3片。鼻孔位于2片鼻鳞之间，有瓣膜。下唇鳞10片，前颏鳞比后颏鳞大，与前4个下唇鳞相接。后颏鳞与第一腹鳞间有2对小鳞。体鳞光滑，背中央部有数行微弱的起棱。鳞列19—17—15行。腹鳞187～207片，肛鳞单一，尾下鳞64～79对。体背面黑色，具有约70条左右狭窄的红色横纹；头部鳞片黑色，有显明的红色边缘。头后部有一"V"形纹。腹部白色，左肛门前面则散生灰黑色小点。有时尾下全呈灰黑色。全长1.1～1.3 m。

【分布】 国内分布于福建、江西、安徽、江苏、浙江、台湾、河南、湖北、湖南、广东、海南、河北、山西、内蒙古、黑龙江、吉林、辽宁、山东、广西、陕西、四川、贵州、云南。国外分布于朝鲜、日本。

【生态习性】 性情凶暴，属我国分布广泛的有毒蛇，生活于田野、丘陵地区、村庄及水源附近。多于傍晚活动，以蛙类、鱼类、蛇、蜥蜴等为食，亦能攀树捕食小型鸟类。产卵6～12枚。

【当代研究】 长期以来赤链蛇一直被认为是无毒蛇。1996年笔者团队对黄山产的赤链蛇进行解剖研究，发现其毒器的存在，并提取毒液进行小白鼠和青蛙致死实验，发现具有出血活性。到目前为止，在国内、国外尚未见有关报道。研究赤链蛇毒器大小和着生位置，并测定它旳离体毒腺产毒量，可为今后旳蛇伤判断、蛇伤防治及丰富毒器旳生物学知识提供基础实验数据。

赤链蛇的毒器由毒腺、毒牙和毒管三部分组成。

赤链蛇的毒牙是无管、无沟的毒牙,是最后两枚上颌齿的变型,它与上颌骨、横骨连接牢固,活动性差。主毒牙较大,平均长约2.3 mm,副毒牙平均长约1.6 mm。其后毒牙无沟、无管,呈利刃状。

赤链蛇的毒腺位于口角上方的唇鳞内侧,是一对较小的腺体,呈长叶片状。由于毒腺无肌肉附着,其排毒机理可能是依靠蛇吞物时,上下颌的左右移动来增加压力,从而挤出毒液。

赤链蛇的排毒管极短,用注射染料(5 μL)方法,可见它位于毒腺的前侧下方,管壁薄而透明,导管开口位于主毒牙的牙鞘内外侧。因为毒牙没有输导毒液的结构(沟或管),所以输出牙鞘内的毒液,是在蛇咬伤患者时,沿牙齿流入伤口而导致患者中毒的。赤链蛇达氏腺的发现,丰富了人们对后毒牙类毒蛇的认识。除虎斑游蛇和赤链蛇外,其他如颈棱蛇、赤链华游蛇、双全白环蛇等,经解剖发现均有达氏腺。由于赤链蛇后毒牙着生在口角内侧上颌的后部,毒牙又短,除非被咬物被深深纳入口内,否则难以触及后毒牙。因此,赤链蛇通常不易造成中毒。赤链蛇活体的自然产毒量目前还不清楚。因为赤链蛇毒腺的排毒管不直接与毒牙相连,所以毒液的收集方法便成为解决活体取毒问题的关键。这一问题的解决对于赤链蛇的综合利用和资源保护具有重要意义。"[16]

【临床表现】 局部症状:赤链蛇的毒牙属无沟、无管的后毒牙,毒腺的导管开口位于主毒牙的牙鞘内外侧,毒液不易经毒牙进入人体,蛇毒毒性又相对较低,赤链蛇的咬伤可引起局部红肿、疼痛、伤口流血、瘀斑,严重时疼痛难忍[17]。

全身症状:全身中毒情况少且较轻,一般仅致头昏,会很快减轻并恢复。

8 虎斑颈槽蛇咬伤的诊断

【蛇种描述】 虎斑颈槽蛇(见图1.24)又称竹竿青、雉鸡脖、野鸡项、野鸡脖子、虎斑游蛇、鸡冠蛇。虎斑颈槽蛇为游蛇科动物[18]。

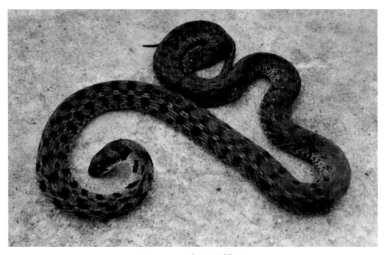

图1.24 虎斑颈槽蛇

虎斑颈槽蛇上唇鳞7片,2—2—3式,少为8片,2(3)—3

(2)—3式;颊鳞1片;眼后鳞3(4)片;颞鳞1+2片,少数2+2片或1+1片。背鳞全部起棱或仅最外行平滑,19—19—17(15)行;腹鳞146~172片;尾下鳞49~75对;肛鳞两分。全长达(765+180)mm。颈背具一浅槽沟,背面主要为绿色,体前段杂以橘红色和黑斑蚊,体后端橘红斑不显,只有黑斑;腹面黄绿色,腹鳞游离,绿色较浅。

【分布】　国内分布于河北、山西、内蒙古、黑龙江、吉林、辽宁、山东、江苏、安徽、浙江、江西、福建、台湾、河南、湖北、湖南、广西、陕西、甘肃、四川、贵州。国外分布于朝鲜、日本及俄罗斯。

【生态习性】　栖息于山区、丘陵、平原近水域地带。主要吃蛙、蝌蚪等,偶尔也吃鱼、鸟、昆虫等。行动敏捷,受惊扰时体前段常平扁竖起或作"乙"状弯曲,膨扁颈部。6~8月产卵,一次产10枚左右,多达30余枚。卵径为(21~36)mm×(11~15) mm。孵化期40~50天。

【当代研究】　国内学届长期以来一直认为虎斑颈槽蛇是无毒蛇。笔者自1992年开始对该蛇颈腺的大体解剖、组织解剖和分泌物的毒性实验进行了较系统的研究,结果表明:虎斑颈槽蛇有9~13对(大多为11对)颈腺,每个毒腺均有一个开口。毒性实验获得每千克小白鼠的半数致死量(LD_{50})分别为(粗毒),皮下注射为82 mg,腹腔注射为100 mg,静脉注射为26 mg。根据小白鼠实验,解剖分析初步认为,虎斑颈槽蛇蛇毒含有以血液毒为主的混合毒素。

长期以来,人们认为毒蛇与无毒蛇的根本区别在于前者有毒腺、毒牙。虎斑颈槽蛇属游蛇科蛇类,其颌上的牙齿既无沟,亦无管,与毒牙不同,所以被认为是无毒蛇。近20年来,在日本和我国均发现被该蛇咬伤后引起的中毒现象,一些学者对它进行研究,得出该蛇的达氏腺为毒腺。笔者认为该蛇引起的蛇伤,除达氏腺外,其颈腺排出的液体亦不能排除毒性。经多次实验发现,该蛇受刺激后,颈腺立刻分泌大量毒液,沿颈部浅槽沟前流,再经两侧进入后口角,此时可随牙痕引吸进入伤者体内。虎斑颈槽蛇攻击人类时,颈部膨扁,头部向腹面紧勾,毒腺旁的肌群均参与收缩,毒腺受到挤压,迫使其中的乳白色或灰黄色毒液迅速挤出(见图1.25),若溅入受害者眼内,则引发疼痛起翳;对黏膜有较强的刺激作用;接触皮肤有涩感,沿皮肤破损处进入体内,引起一系列中毒症状。颈腺是该蛇独有的腺体,有自卫作用。虎斑颈槽蛇分布极广,除新疆、广东、海南未曾报道出现外,我国大部分地区均可见其踪迹,国外的日本、朝鲜、俄罗斯东部亦有分布。分布于皖南地区的种群数量较多。其颈腺分泌的毒液量大,取毒容易,毒性较小,这意味着临床应用的危险性较小。初步的饲养实践证明:该蛇易于人工饲养,并能在人工饲养下正常繁殖。这些优点表明该蛇的开发利用潜力极大[19]。

【临床表现】 局部症状:伤处红肿疼痛,皮肤有涩感,重者肢体远端及腰部可出现散在性出血斑。

全身症状:毒液对人体黏膜有较强的刺激作用,沿皮肤破损处进入体内,会引起一系列中毒症状,偶可出现头昏,有鼻、口腔黏膜、舌体及齿龈轻度涩麻等症状。

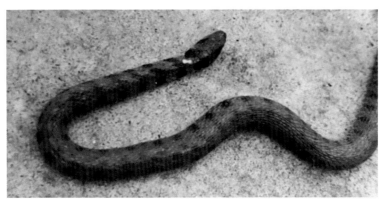

图1.25 虎斑颈槽蛇颈腺分泌毒液

参 考 文 献

[1] 吴卯斌.中国蛇类药物[M].合肥:中国科学技术大学出版社,2016.

[2] 成都生物研究所,上海自然博物馆,浙江省中医研究所.中国的毒蛇及蛇伤防治[M].上海:上海科学技术出版社,1979.

[3] 《中国药用动物志》协作组.中国药用动物志:第二册[M].天津:天津科学技术出版社,1983.

[4] 舒普荣.蛇伤治疗[M].南昌:江西科学技术出版社,1988.

[5] 吴卯斌.竹叶青蛇咬伤大出血致死一例报告[J].蛇志,杂志.1994(1):15.

[6]　吴卯斌.野外尖吻蝮迁移活动和捕食行为的观察[J].蛇志,
2010,22(2):147-148.

[7]　蓝海,陈远聪.中国毒蛇及蛇伤救治[M].上海:上海科学技
术出版社,2008.

[8]　吴卯斌,吴国理,吴国琴.徽州民间中草药治疗蛇伤的临床
体会[C].合肥:安徽省中医药学会民间医药专业委员会第
七届学术年会论文汇编,2020:109-130.

[9]　张豁中.十五年来动物药活性成分的研究[J].药学通报,
1980(10):15.

[10]　伍健.贵州爬行类志[M].贵阳:贵州人民出版社,1985.

[11]　孔祥瑞.必需微量元素的营养、生理及临床意义[M].合肥:
安徽科学技术出版社,1982.

[12]　林吕何.广西药用动物[M].南宁:广西人民出版社,1976.

[13]　浙江医科大学,中国科学院成都生物研究所,上海自然博
物馆,等.中国蛇类图谱[M].上海:上海科学技术出版社,
1980.

[14]　杨仓良,齐英杰.动物本草[M].北京:中医古籍出版社,
2001.

[15]　江苏新医学院.中药大辞典[M].上海:上海科学技术出版
社,1977.

[16]　吴卯斌.赤链蛇毒器的发现及离体毒腺的产毒量[J].蛇志,
1996,8(1):15.

[17]　吴卯斌.赤链蛇咬伤2例报告[J].蛇志.1997.9(3):82.

[18]　陈璧辉.安徽两栖爬行动物志[M].合肥:安徽科学技术出
版社,1991.

[19] 吴卯斌.虎斑颈槽蛇颈腺的研究[J].野生动物,1996,90(2):34.

[20] 谢礼豪,吴志华,谭仲楷.皮肤性病急诊学[M].广州:广东科技出版社,1998.

第2章 常见蛇伤的治疗

新安吴氏蛇伤治疗包括局部处理、全身抗毒治疗、心理护理、蛇伤溃烂的治疗、肢体功能障碍的治疗等内容。毒蛇咬伤多为突发性事件,临床救治处理必须分秒必争,充分发挥徽州民间中草药验方的优势,依据吴氏蛇伤诊治祖法及秘方,结合现代医学手段,准确、迅速、有效地开展救治措施[1]。

1 局部处理

【诊前急救】 诊前急救是指在被毒蛇咬伤后进行肢体结扎的有效应急措施。可利用鞋带、毛巾、手帕或将衣物撕成条带状,环扎伤口肢体近心端部位,以控制和减缓蛇毒扩散,结扎越早越好。结扎部位应根据伤口而定,通常要求扎在伤口肿胀处的上端,如手指、脚趾受伤,可结扎基节(见图2.1);手或前臂受伤,应结扎上臂;脚或小腿受伤,应结扎大腿处。结扎是为了阻止血液流通,控制蛇毒扩散,故应每隔15～20分钟放松1～2分钟,以免肢体组织缺血坏死。患者遭遇毒蛇咬伤后,先要镇静、稳住心态。切勿慌张、奔跑,导致血液循环加快,加速蛇毒扩散吸收,进而加重中毒程度。

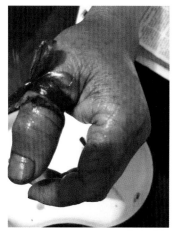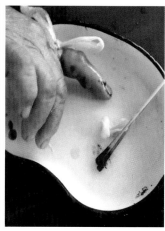

图2.1　结扎基节

【点刺排毒】　笔者在《蝮蛇咬伤局部十字形点刺处理的临床分析》一文中作出详细介绍。三棱针十字形点刺法已临床应用40余年,能够有效救治各种毒蛇咬伤。对于毒蛇咬伤早期(伤后2小时内)的急症病人,用双氧水或0.9%生理盐水清洗伤口及其周围皮肤,再用碘酒消毒,取三棱针(见图2.2)在咬伤部位作十字形点刺,间距中心(两牙痕正中)刺点(1.0±0.2)cm,针刺深度应与牙痕的深度一致,嘱患者握拳、勾指、放松,从肿胀边缘向伤口方向反复挤压,边操作边用生理盐水冲洗,促使毒液从点刺穴排出体外,随即解除原有结扎,切勿在伤处及其边缘挤压。同时外敷自制中药软膏[①]50 g,以破坏蛇毒活性,减轻坏死程度。笔者认

---

① 中药软膏的主要成分有旱莲草(150 g)、青黛(20 g)和凡士林(500 g)。制法:将旱莲草和青黛研成细末,过100目筛,用研和法加入适量凡士林充分研匀。

为局部十字形点刺能有效地排除残留蛇毒,缩短疗程和降低中、重型病例的发生概率。十字形点刺可以根据局部中毒情况来增穴扩距,灵活应用,时间越早,排出的残毒越多,应用效果越好。对于蝮蛇、眼镜蛇、竹叶青蛇等毒牙较短、牙痕较浅,早期毒液量大,且集中在皮下或肌肉的浅层蛇毒,如能及时应用十字形点刺来针刺排毒,确有特效。尖吻蝮咬伤在15分钟内亦可点刺。针刺时要注意无菌操作,避免感染,防止刺伤血管和神经。外敷自制中药软膏能直接作用于蛇伤局部,具有破坏蛇毒、消肿止痛的作用。笔者认为早期有效的局部处理极为重要,处理得越早越彻底,救治效果越好,如能在咬伤15分钟内处理完毕,则无需内治即可治愈。此法可用于在野外作业或蛇场工作时被毒蛇咬伤的急救或自救[2]。

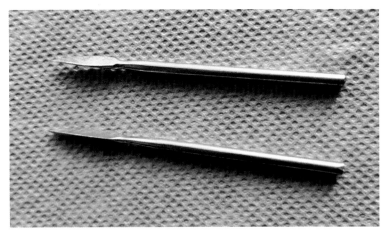

图2.2　三棱针

对于那些路程远、蛇伤已超过2小时,局部肿胀明显或严重肿胀的患者,除对伤口进行处理外,还应进行肿胀、水疱、血疱下端毒泉穴针刺排液(见图2.3),从而排毒减压、减轻肿胀,降低坏死及水疱、血疱的形成概率。局部肿胀明显或严重肿胀、水疱、血疱、坏死,除蛇毒作用外,还与结扎的时间、松紧程度关系密切。在被毒蛇咬伤后的6～12小时形成水疱、血疱;蝮蛇咬伤的血疱大多呈紫黑色,此时在血疱低处针刺排液、排毒,一般仅会致表皮坏死,伤口会很快结痂痊愈,否则可致深部坏死。竹叶青蛇咬伤的水疱小如芝麻,大如鸡蛋连成片,针刺排液、排毒方法同蝮蛇,结痂很快,可在一周左右痊愈;尖吻蝮咬伤的血水疱,多是皮肤及皮下坏死,如见疱底瘀斑或发黑,则坏死较为严重,处理时应尽快中和蛇毒和有效抗毒,尽早针刺或切开排液、排除残留蛇毒,减轻坏死程度。约40%被毒蛇咬伤的患者中毒症状为轻型,如被蝮蛇、竹叶青蛇等3～4个月的仔蛇咬伤,被成蛇划破表皮,伤口牙痕较浅,伤口仅一个牙痕、被饱食的蛇咬伤,这些情况下毒量少,自然排毒量低,进入人体内的毒素少,已自救切掉部分皮肉的尖吻蝮伤和超过4小时仅有局部或伤肢肿胀、肿胀处松软的蛇伤,大多经一次救治即可痊愈。

　　在蛇伤分型上,一般认为,凡被毒蛇咬伤后仅有局部症状或一般的全身反应,尚未出现全身中毒的典型症状或体征者为轻型;局部症状明显,并出现全身中毒的典型症状或体征者为中型;凡局部症状明显,并出现全身严重肿胀的典型症状或体征者则为重型;有危象出现的,可诊断为危型。

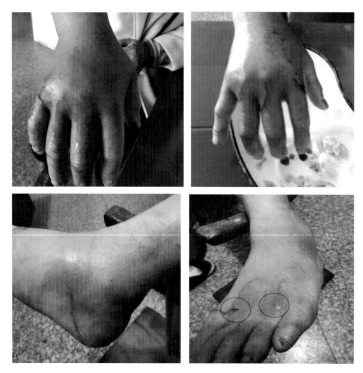

图2.3 对毒泉穴进行针刺排液

2 局部处理的典型病例

【病例1】 朱某,女,52岁。蛇伤门诊151号。

2019年8月26日上午8点50分就诊。

主诉:左脚被蛇咬伤约40分钟。

现病史:患者于约40分钟前在院内穿鞋时被一条长约40 cm的蝮蛇(蛇已被打死)咬伤左脚背,当时刺痛,经自来水冲洗、挤毒后肿痛就诊。除伤脚肿痛外,诉手麻、口麻。

查体:神清、精神紧张。左脚背有毒牙痕1个,无出血情况,肿胀至脚背,暂无全身浅表淋巴结肿痛及其他异常,血压:110/80 mmHg。

诊断:蝮蛇咬伤中毒。

治疗:(1) 心理护理;(2) 清创处置,消毒后用三棱针行十字形点刺排毒;(3) 外敷蛇伤膏50 g;(4) 内服蛇伤解毒汤1剂;(5) 随诊。

2019年8月27日上午8点5分复诊。

诉无全身及局部疼痛感觉,查体见伤口无渗液、无肿胀,属临床痊愈,无需药物治疗。

【病例2】 郑某,男,35岁。蛇伤门诊227号。

2018年11月22日上午10点35分就诊。

主诉:右手食指被尖吻蝮咬伤约20分钟。

现病史:患者于20分钟前在蛇园工作时不慎被一条重约250 g的尖吻蝮咬伤右手食指,当即刺痛,经口吸,肿痛难忍就诊。曾多次被尖吻蝮咬伤。

查体:精神尚可,痛苦貌。右手食指有间距1.5 cm的毒牙痕2个,局部紫黑、组织坏死,肿至手腕,无淋巴肿大及全身皮肤黏膜出血、伤口渗血。

诊断:尖吻蝮咬伤中毒。

治疗:(1) 清洗消毒,取三棱针行十字形点刺排毒;(2) 外敷蛇伤膏;(3) 内服蛇伤解毒汤1剂;(4) 随诊。

2018年11月23日上午9点复诊。

查体:肿至肘上,伤指水血疱明显,余无异常,伤口渗液为淡红色。

治疗:(1) 消毒后用手术刀切开血疱;(2) 外敷蛇伤膏;(3) 内服蛇伤解毒汤1剂。

2018年11月24日上午8点50分三诊。

查体:肿胀开始消退,伤指水血疱消失,余无异常。

治疗:予外敷蛇伤膏一天1次,内服蛇伤解毒汤一天1剂,治疗3天。

2018年11月27日上午10点四诊。

查体:右食指伤口有少许渗液,无肿胀及其他异常。

治疗:消毒后用蛇伤生肌纱布条换药,一天1次,连用3天,于2018年11月30日痊愈。

【病例3】 汪某,女,55岁。蛇伤门诊192号。

2018年9月15日晚8点30分就诊。

主诉:左脚被蛇咬伤约1小时。

现病史:患者于1小时前在行路时不慎被蛇咬伤左脚背,当时刺痛,经清洗挤压排毒后因肿胀、疼痛就诊。

查体:左脚外踝下有间距1 cm的毒牙痕2个,局部紫暗,肿至脚踝下,余无异常。

诊断:蝮蛇咬伤中毒。

治疗:(1) 清创处置;(2) 外敷蛇伤膏50 g;(3) 内服蛇伤解毒汤1剂。

2018年9月16日上午10点复诊。

查体:诊见伤肢肿胀消退明显。

治疗:予外敷蛇伤膏1剂、内服蛇伤解毒汤1剂。

2018年9月17 上午9点15分三诊。

查体:伤口微肿,余无异常。

治疗:继续外敷蛇伤膏1剂、内服蛇伤解毒汤1剂。

【病例4】 朱某,男,55岁。蛇伤门诊190号。

2017年9月22日上午10点30分就诊。

主诉:左手被蛇咬伤约1小时。

现病史:患者于1小时前在菜地拔草时不慎被一条长约30 cm的蝮蛇(看清确认)咬伤左手无名指,当即刺痛,经清洗挤毒,因肿胀、疼痛就诊。有高血压在治。

查体:左手无名指处有间距1 cm的毒牙痕2个,肿至手腕,血压:150/100 mmHg,余无异常。

诊断:蝮蛇咬伤中毒。

治疗:(1) 清创处置;(2) 外敷蛇伤膏50 g;(3) 内服蛇伤解毒汤1剂;(4) 随诊。

2017年9月23日上午8点10分复诊。

复诊诉:疼痛消除较多,查见左手背微肿,继续用中药内服外敷治疗。

2017年9月24日上午8点20分三诊。

诉无疼痛,左手无名指微肿,予以中药内服外敷治疗后痊愈。

【病例5】 毕某,女,56岁。蛇伤门诊185号。

2017年9月17日下午6点25分就诊。

主诉:左手被蛇咬伤约1小时。

现病史:患者于1小时前在稻田割稻子时不慎被一条长约30 cm的竹叶青蛇(蛇已被打死)咬伤左手腕和手背,即清洗挤压伤口就诊,诉伤肢肿胀、灼痛,暂无其他不适。

查体:左手腕有间距1 cm的毒牙痕2个,局部青紫,手背处有间距0.9 cm的毒牙痕2个,无渗血,肿至腕上,腋下淋巴无触痛、肿大。血压:110/70 mmHg。

诊断:竹叶青蛇咬伤中毒。

治疗:(1) 清创处置;(2) 外敷蛇伤膏50 g;(3) 内服蛇伤解毒汤1剂;(4) 随诊。

2017年9月18日上午8点15分复诊。

复诊诉疼痛好转明显,肿至手背,治疗同上,续治1天。

2017年9月19日上午8点40分三诊。

查见伤口周围微肿,继续中药内服外敷1天。

【病例6】 吴某,男,58岁。蛇伤门诊022号。

2016年5月12日晚9点10分就诊。

主诉:右手被蛇咬伤约1.5小时。

现病史:患者于1.5小时前在溪旁洗物时被一长约45 cm的蝮蛇(蛇已被打死)咬伤右手背,当时刺痛,有2个牙痕,经清洗挤压,并结扎伤肢后就诊。诉右手肿胀、疼痛,暂无其他不适。

查体:右手背有间距1.2 cm的毒牙痕2个,局部紫暗,肿至腕上,腕上用铁丝结扎,无淋巴肿大,血压:165/90 mmHg,余无异常。

诊断:蝮蛇咬伤中毒。

治疗：（1）清创处置敷药；（2）内服中药每日1剂，共3天；（3）随诊。

2016年5月15日上午8点40分复诊。

查体：右手背微肿，予以内服外敷中药1天。

在蛇伤治疗中，早期局部十字形点刺排毒处理极为重要。病例1患者被蝮蛇咬伤约40分钟后就诊，经点刺排毒和精神护理1天痊愈。病例2患者被尖吻蝮咬伤约20分钟后就诊，经点刺排毒和内服蛇伤解毒汤、外敷蛇伤膏及蛇伤生肌纱布条治疗，8天痊愈。病例3患者被蝮蛇咬伤约1小时后就诊，经点刺排毒配合中药治疗2天痊愈。病例4患者被蝮蛇咬伤约60分钟后就诊。病例5患者被竹叶青蛇咬伤约1小时后就诊，经点刺排毒配合中药治疗3天痊愈。病例6患者被蝮蛇咬伤约90分钟后就诊，经点刺排毒配合中药治疗4天痊愈。从上述蝮蛇咬伤病例40分钟点刺与90分钟点刺可以看出，点刺排毒越早越好，对于尖吻蝮咬伤治疗，早期点刺排毒治疗亦很有效。

3　全身抗毒治疗

祖国医学将蛇毒分为风毒（神经毒）、火毒（血循毒）和风火毒（混合毒）三种毒型。"风为百病之长，其善行而数变。"笔者认为，风为阳邪，与毒同犯机体，极易传里化热，在治疗上以清热解毒为主导，辅以祛风通络，消肿止痛为立法,药用传承蛇伤解毒汤①,是祖辈师传之精品,经反复验证该汤剂是治疗毒蛇咬伤的有效方剂。方药组成:虎杖30~60 g、万年青根5~10 g、旱莲草15~30 g,其中虎杖有"蛇总管"之称(《岭南采药录》),有消肿、祛风、利湿、通便等作用;万年青根清热解毒,有"斩蛇剑"之名,可防治蛇伤导致的心力衰竭,是尖吻蝮咬伤(血循毒)、蝮蛇咬伤(混合毒)要药;旱莲草有凉血、止血的作用,能有效解决蛇伤的黏膜渗血和尿血。三药合用,有很强的解蛇毒、保护肝肾、强心利尿、通利二便、排毒消肿止痛的作用,对毒蛇咬伤有良好的疗效[1]。

4 全身抗毒治疗的典型病例

【病例1】 胡某,男,62岁。蛇伤门诊167号。

2021年10月18日就诊。

现病史:患者于上午11点在菜地拔草,不慎被一条长约50 cm的蝮蛇咬伤左中指,3小时后就诊。经清水清洗、挤毒、结扎,迅速肿胀,就诊后90分钟时达肘前。入所时,自觉头昏、眼花、复视,伤口疼痛,肿胀明显。

查体:左手中指中部有点状毒牙痕2个,间距为1.4 cm,局部紫黑,肿至肘处,腕上有布绳结扎,腋淋巴压痛,血压:

---

① 虎杖30~60 g、万年青根5~10 g、旱莲草15~30 g,用水煎服,一天1剂。虎杖有消肿、祛风、利湿、通便等作用;万年青根清热解毒,可防治蛇伤引发的心力衰竭,是尖吻蝮、蝮蛇咬伤的要药;旱莲草有凉血、止血的作用,能有效治疗蛇伤导致的黏膜渗血和尿血。

150/80 mmHg。

诊断:蝮蛇咬伤中毒。

治疗:(1) 清创处置(已错过针刺排毒时间),取毒泉穴针刺排毒减压;(2) 外敷蛇伤膏50 g;(3) 内服蛇伤解毒汤1剂。

2021年10月19日上午复诊。

复诊诉:自觉头昏,复视,伤口疼痛大减。

查体:局部瘀斑,肿至前臂,血压:130/80 mmHg。

治疗:给予消毒,外敷蛇伤软膏50 g,一天1次,连用4天。内服蛇伤解毒汤,一天1剂,连服4剂,痊愈。

【病例2】　程某,女,67岁。蛇伤门诊017号。

2021年4月28日下午4点就诊。

主诉:右手被蛇咬伤。

现病史:患者于4小时前采茶时,不慎被一条长约50 cm的竹叶青蛇(蛇已被打死)咬伤右手无名指,即清洗挤压伤口后外敷土草药,并结扎伤肢。迅速肿胀,剧烈灼痛并有水疱,恶寒。

查体:神清,精神欠佳。右手无名指咬伤处牙痕不清,局部皮肤紫暗,整前臂分布大小血疱无数,大的约鸡蛋大,小的如芝麻连成片,手肘处结扎痕迹明显,肿至腋下。

诊断:竹叶青蛇咬伤中毒。

治疗:(1) 清创处置;(2) 外敷蛇伤膏150 g,一天1次,连用4天;(3) 内服蛇伤解毒汤,一天1剂,连服4天。

2021年5月1日上午8点复诊。

诊见右臂肿胀退至腕上,水疱干瘪,治疗予以内服、外敷上药3天,痊愈。

【病例3】 张某,男,49岁。蛇伤门诊153号。

2021年9月17日上午9点就诊。

现病史:患者在蛇园工作时,不慎被一条重约1300 g的尖吻蝮咬伤左膝下。当时局部剧烈刺痛,伤口出血,经清洗、挤毒,约40分钟后,局部肿势迅速蔓延,刀割样剧痛就诊。

查体:左膝下内侧,有间距3 cm的毒牙痕,伤口渗血不止,肿胀至大腿中部,皮下瘀斑,鼻出血;神志清晰,急性面容,血压:130/80 mmHg,余无异常。

诊断:尖吻蝮咬伤中毒。

治疗:(1) 清创处置,外敷蛇伤膏200 g;(2) 内服蛇伤解毒汤2剂。

2021年9月18日上午8点复诊。

查体:肿在大腿中部,肿处退软,局部渗血,鼻血已止,疼痛大减,无其他不适。

治疗:(1) 消毒,外敷蛇伤膏200 g,一天1次,连用3天;(2) 内服蛇伤解毒汤,一天2剂,连服3天。

2021年9月21日上午8点。

查体:肿在膝下,活动时有痛感。

治疗:(1) 消毒、外敷蛇伤膏100 g,一天1次,连用3天;(2) 内服蛇伤解毒汤,一天1剂,连服3天。

2021年9月24日上午8点。

查体:肿在局部约12~15 cm内,无明显坏死和渗液。

治疗:(1) 消毒,外敷蛇伤膏50 g,一天1次,连用3天;

（2）内服蛇伤解毒汤,一天1剂,连服3天,痊愈。

【病例4】　周某,男,51岁。蛇伤门诊170号。

2021年10月22日下午就诊。

主诉:左手被尖吻蝮咬伤17天。

现病史:患者于10月6日上午在蛇园工作时,不慎被一条长约1 m的尖吻蝮咬伤左手背,当时疼痛,毒牙和两排锯齿牙痕清晰,出血不止,经某专科医院用抗尖吻蝮毒血清等药物治疗17天,手背、手臂肿胀、发黑,疼痛转诊。

查体:左手背肿胀严重,压痛明显,肿至前臂中部,左拇指僵硬,食指、中指、无名指和小指活动障碍,手掌有两处坏死痂(见图2.4),余无异常。

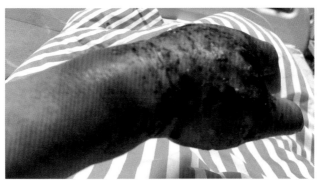

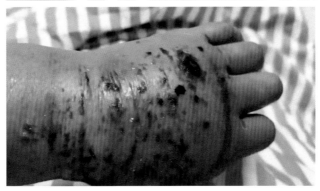

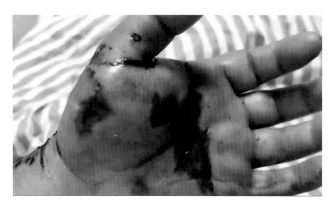

图2.4　周某治疗前

诊断:尖吻蝮咬伤液化坏死,功能障碍。

治疗:(1) 清创排毒(取毒泉穴,手术切开0.5 cm切口),排出脓血50 mL左右(见图2.5),用蛇伤生肌纱布条引流,一天1次,连用5天;(2)内服蛇伤解毒汤,一天1剂,连服5天。

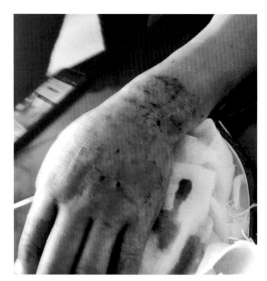

图2.5　周某治疗中

2021年11月3日上午复诊。

左大拇指能上下小幅活动,左食指、中指、无名指和小指活动功能基本恢复,伤口愈合,继续锻炼大拇指(见图2.6)。

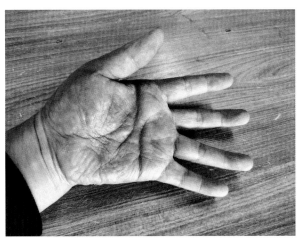

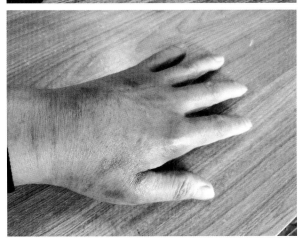

图2.6　周某治疗后,经治12天痊愈

2021年10月27日复诊。

查体:手背微肿,推挤时切口有少量血水渗出,五指均能微动,余无异常。

治疗:(1) 用蛇伤生肌纱布条引流,一天1次,连用7天;(2) 内服蛇伤解毒汤,一天1剂,连服7天。

用虎杖、万年青根、旱莲草配合组成的蛇伤解毒汤,具有很强的抗毒作用。蛇伤解毒汤能迅速解除病例1患者的复视等神经毒中毒症状,以及病例2、病例3患者由血循毒引起的出血和大量血疱、水疱、肿胀,还能迅速除去病例4患者的液化坏死和功能障碍。三药合用能迅速解毒、缩短疗程,促进恢复。

5 心理护理

笔者认为,在治疗蛇伤患者的同时,还要重视患者的心理护理,大多数病人,特别是女性及高龄患者,因精神高度紧张、恐慌,使心率加快,从而加速蛇毒的吸收,进而加重症状。这时应指导患者,让其了解蛇毒仅是一种外因,精神状态亦很重要,如病人体质健壮、精神乐观,对蛇伤有正确的认识,就能发挥机体对抗蛇毒疾病的主观能动作用。患者消除紧张、恐慌心理,配合治疗,这类蛇伤患者产生的中毒症状往往较轻,愈后也比较良好[1]。

6 心理护理的典型病例

【病例1】 吴某,男,70岁。蛇伤门诊177号。

现病史:患者于2019年9月16日下午3点左右,在山边砍柴时,不慎被蝮蛇咬伤右手中指,当即刺痛,经清洗,肿胀、疼痛、紧张、恐慌,4小时后就诊。

查体:脉搏99次/分钟,血压:180/100 mmHg,精神紧张,中指前内侧有间距1.3 cm的毒牙痕,局部紫暗、坏死,肿在肘前,暂无复视等全身中毒反应。

诊断:蝮蛇咬伤中毒。

治疗经过:(1) 精神护理指导;(2) 清创处置,十字形点刺排毒;(3) 外敷蛇伤膏50 g;(4) 内服蛇伤解毒汤1剂;(5) 随诊。

第二天(17日上午10点),血压:110/75 mmHg,情绪稳定,被蝮蛇咬伤肿至腋下,腋淋巴压痛,伤口和针刺排毒处已无流液、渗液,食欲、大小便正常。

治疗:清洗消毒,外敷蛇伤膏50 g,内服蛇伤解毒汤1剂,随诊。

第三天(18日上午10点),查体见右手肿胀消退明显,给予上药治疗至20日痊愈。

该患精神高度紧张、恐慌,血压:180/100 mmHg(原无高血压病史),被蝮蛇咬伤肿至腋下,治疗同时进行精神护理,让其消除紧张、恐慌心理,配合治疗5天,痊愈。

7 蛇伤溃烂治疗

　　蛇伤患者经抢救脱离危险后,常留下局部组织坏死,形成溃烂不愈,往往导致截肢。即使溃烂愈合后也常留疤痕增生及挛缩,严重者可致畸形或终身残疾。笔者发表于《新中医》杂志的论文《生肌纱布条治疗蛇伤溃烂》中已作详细介绍,采用自研蛇伤生肌纱布条,配合对症治疗数百例,均获良效。

　　【药物组成】　白芨(见图2.7)20 g、虎杖20 g、蜂蜜50 g。

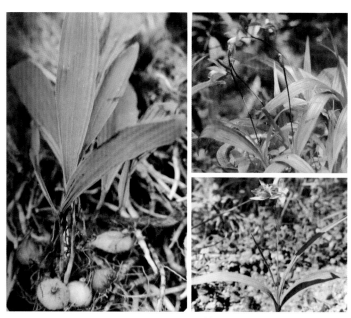

图2.7　白芨[4]

【制法】　白芨、虎杖用75％酒精浸泡2周后,过滤回收酒精,取浸膏和蜂蜜混匀,将外科用纱布条浸入盛有上述溶液的带盖容器中,即成蛇伤生肌纱布条,经高压灭菌后备用[3]。

【主治范围】　凡被毒蛇咬伤、毒虫蜇伤,伤口溃烂、不易生肌长皮的湿疮(见图2.8)、碰伤(见图2.9)、烫伤(见图2.10)等,发为疮疡,肌肤溃烂,经久不愈的臁疮。

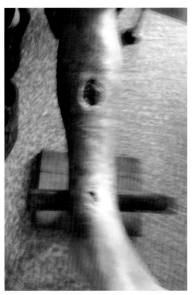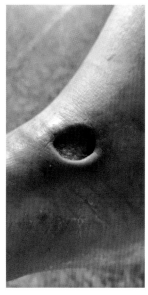

图2.8　湿疮

【用法】　每日用双氧水擦洗伤口,后用生理盐水洗净,有坏死组织者需手术清除,再将适合伤口大小的蛇伤生肌纱布条覆盖在整个伤口上,外用无菌纱布包扎固定,每天换药1次,死腔和窦道可用纱布条塞进腔道。

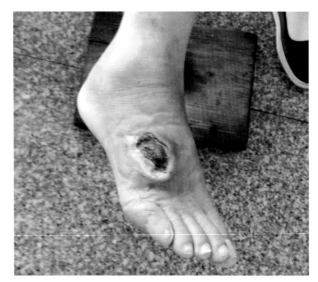

图2.9 碰伤

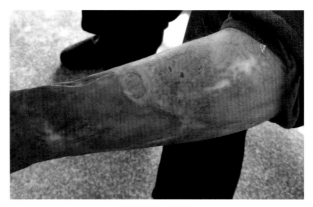

图2.10 烫伤

　　毒蛇咬伤中毒引起局部肿胀溃烂主要原因是蛇毒中的细胞毒素等成分影响;处理不当,会导致感染或延误治疗。局部处理用药不当(如毛茛等),尤其捆扎与用药不当应引起高度重视,特别值得指出的是:尖吻蝮咬伤导致组织深层溶解性破坏,对皮肤影响不甚严重,所以切口不宜过大,以免伤口难以愈合。

蛇伤生肌纱布条具有解毒止痛、收敛生肌等功效。蛇伤生肌纱布条能加速促进创口愈合的原因是:(1) 蜂蜜除含有葡萄糖和果糖外,还含有其他多种糖类、维生素等成分,蜂蜜不仅本身无菌,还有一种耐热的物质抑制素,因而可抑制革兰氏阳性或阴性菌生长,且局部在分解代谢的情况下有了更多的能量来源;(2) 虎杖外用具有清除瘀毒、收敛、改善血液循环、减轻水肿伤口细菌负荷、减少体液丧失的效果,从而促进创面迅速愈合;(3) 白芨胶浆的药效包括:① 通过神经反射机制来增强机体的防卫能力,刺激肉芽组织增生;② 对葡萄球菌及链球菌具有抑制作用,且可在局部形成一层保护膜,能控制及防止感染;③ 可缩短出血时间,减少出血,从而有利于创面愈合。笔者根据多年的临床经验,蛇伤生肌纱布条取此三药配合,不仅大面积溃烂愈合不会超出50天,还能减轻骨质的坏死。蛇伤生肌纱布条对手术切口大、永久性溃烂、烫伤以及其他溃烂同样有效,对蛇伤溃烂和其他溃疡确有良效。蛇伤生肌纱布条的使用重在坚持,不可中途更换他药。临床证明,尤其是尖吻蝮伤,正确采用此法,对保护患肢至关重要。尖吻蝮蛇毒往往溶解破坏局部深层组织,如不及时排除,势必引发局部广泛溃烂,并深及骨质,导致肢体残废。故在对这类病例进行有效治疗、控制出血之后,应于早期排除淤血。在局部肉芽增生,坏死组织清除后,多食蛋、鱼、肉类,以达到食肉长肉、助其生肌的疗效。切记禁饮酒、食用辛辣刺激性食物。自应用蛇伤生肌纱布条以来，未发现过敏及不良反应，其易得而价廉，愈合溃疡面快，已医治患者无数，且被专家学者采用。

8 蛇伤溃烂治疗的典型病例

【病例1】 胡某,男,44岁。蛇伤门诊141号。

2015年8月30日下午3点就诊。

主诉:左脚被尖吻蝮咬伤12天。

现病史:患者于12天前在路上被一条重约450 g的尖吻蝮咬伤左脚背,在当地县中医院诊治至今,伤口仍有渗液、肿胀、组织坏死就诊。

查体:左脚内踝下有间距4 cm的切口2个,深达骨质、肌腱,坏死组织填满伤口。

诊断:尖吻蝮咬伤坏死。

治疗:(1) 清创处置;(2) 外敷蛇伤生肌纱布条;(3) 内服蛇伤解毒汤一天1剂,共服6天;(4) 随诊。

2015年9月4日上午复诊。

查体:肉芽增生,肿胀消退明显,渗液变少,治疗仍以外用蛇伤生肌纱布条和内服蛇伤解毒汤6天处理。

2015年9月10日三诊。

查体:切口坑洞已长满肉芽组织,溃烂面为1 cm×

1.5 cm,继续外用蛇伤生肌纱布条5天。

2015年9月15日四诊。

查体:溃烂面0.6 cm×0.7 cm,继续外用蛇伤生肌纱布条6天,后痊愈。

【病例2】 邹某,男,60岁。蛇伤门诊189号。

2015年10月13日上午11点30分就诊。

主诉:左脚被尖吻蝮咬伤近1个月。

现病史:患者于9月8日上午在山芋地劳动时被一条约1500 g的尖吻蝮咬伤左脚背,经当地某医院治疗,现伤口溃烂,脚肚坏死,伤肢疼痛就诊。

查体:左脚小脚趾坏死,脚背有3.5 cm×6.5 cm的溃烂面,深达骨质,肿至大腿处,小腿外侧有3处干性坏死,最大面为5 cm×9 cm,局部感染渗液,整个左下肢布满蕲蛇斑。

诊断:尖吻蝮咬伤溃烂坏死伴感染。

治疗:(1) 清创,切除坏死组织;(2) 外敷蛇伤生肌纱布条一天1次,连用7天;(3) 内服蛇伤解毒汤一天1剂,连用7天。

2015年10月21日上午9点复诊。

查体:左小腿肚干性坏死处肿胀减轻,已无渗液结痂。左脚背溃疡面肉芽组织形成创面缩小至2.7 cm×4.9 cm,感染已控制。继续外敷蛇伤生肌纱布条、内服蛇伤解毒汤1周。

2015年10月28日上午11点三诊。

查体:左脚肚干性坏死处结痂已脱落,左脚背溃疡面缩小为1.9 cm×3.2 cm,继续外用蛇伤生肌纱布条治疗15天。

2015年11月12日上午10点四诊。

查体:左脚背溃疡面已愈合,属临床痊愈,无需药物治疗。

【病例3】 程某,男,63岁。蛇伤门诊105号。

2015年8月2日上午8点45分就诊。

主诉:右手被蛇咬伤十余天。

现病史:患者于16天前的上午9点在山间采摘箬叶时,不慎被竹叶青蛇咬伤右手臂,经当地中医诊治溃疡、坏死、渗液就诊。

查体:右前臂有4 cm×5 cm的溃烂面,深达筋骨,周围组织红肿,用草药外敷。

诊断:蛇伤溃烂坏死。

治疗:(1) 清创处置;(2) 外敷蛇伤生肌纱布条1周;(3) 内服蛇伤解毒汤1周。

2015年8月8日上午复诊。

查体:坏死组织已清,肉芽增生明显。

治疗:外敷蛇伤生肌纱布条6天、内服蛇伤解毒汤6天。

2015年8月14日三诊。

查体:溃烂面缩小至2 cm×3.5 cm,骨筋消失,治疗以内服蛇伤解毒汤、外敷蛇伤生肌纱布条3天。

2015年8月17日上午四诊。

查体:溃烂面1.3 cm×1.7 cm,用蛇伤生肌纱布条治疗12天。

2015年8月29日五诊。

查体:溃烂面愈合。

用蛇伤生肌纱布条治疗尖吻蝮咬伤溃烂:病例1患者左脚内踝下有间距4 cm的切口2个,深达骨质、肌腱,周边坏死组织填满腔道,经清创处置,清除坏死组织,用蛇伤生肌纱布条换药24天。病例2患者被1500 g尖吻蝮咬伤,左小趾坏死,脚背有3.5 cm×6.5 cm的溃烂面,深达骨质,小腿有3处干性坏死,最大面为5～9 cm,经清除坏死组织后用蛇伤生肌纱布条换药32天。病例3患者被竹叶青蛇咬伤16天后就诊,右手臂有4 cm×5 cm的溃疡面,深达筋骨,经用蛇伤生肌纱布条换药治疗后痊愈。

9 肢体功能障碍

毒蛇咬伤致患者肢体肿胀是临床上常见的并发症。血循毒类的尖吻蝮、竹叶青蛇等和混合毒类的蝮蛇、眼镜蛇等毒蛇咬伤后,蛇毒中含有磷脂酶A等多种对组织细胞及血管有损害的物质可引起组织水肿、炎症反应;细胞毒素、蛋白水解酶可破坏血管壁,使毛细血管扩张、血液或浆液流出血管外,淋巴液停滞于组织间隙,引起局部微循环障碍,从而导致局部肿胀。肿胀消除的速度与治疗的时间、抗蛇毒血清的选用和过敏情况关系密切。患者被毒蛇咬伤后应尽早针刺或切开排液,从而排除残留蛇毒、抗毒和中和蛇毒,进而减少肢体功能障碍。

10　肢体功能障碍的治疗方法

患者经有效处理治疗后,应尽快活动,伸屈伤肢和抬高、上举伤肢进行运动锻炼。

经一周治疗后,患肢仍有明显肿胀与活动不便的老年患者,可将患肢置于适宜温度的舒筋通络的中草药煎液中浸洗,每天2次,每次30分钟以上,一般3~5天即可。方药组成:虎杖20 g、龙葵30 g、桂枝15 g、鸡血藤15 g、牛膝10 g、桑枝10 g、艾叶10 g。用过抗蛇毒血清的患者长时间甚至20天以上肿胀不退的,龙葵可用到60 g,这样可加速恢复。亦可配合按摩、针灸疗法。

11　特殊病历

【病例1】　程某,女,66岁。蛇伤门诊208号。

2018年9月26日上午11点25分就诊。

主诉:双手被蛇咬伤约2小时。

现病史:患者于上午约9点在菜地拔草时不慎被蝮蛇咬伤双手,当即刺痛,挤压清洗后迅速肿胀、疼痛就诊,有肠癌病史,治疗中。

查体:急性面容,右手背有间距1.2 cm的毒牙痕2个,左拇指有间距1.3 cm的毒牙痕2个,双手均肿至腕上。血压:115/70 mmHg。

诊断:蝮蛇咬伤中毒。

治疗:(1) 清创处置,外敷蛇伤膏1次;(2) 内服蛇伤解毒汤1剂;(3) 随诊。

2018年9月27日上午8点30分复诊。

主诉:自觉症状减轻,查体见局部伤情稳定,尚未发现异常。

治疗:(1) 清创处置,外敷蛇伤膏1次;(2) 内服蛇伤解毒汤1剂。

2018年9月28日上午8点15分三诊。

查体:伤情稳定,无其他异常。予外敷蛇伤膏每日1次、内服蛇伤解毒汤每日1剂,连治3天。

2018年10月1日上午10点20分四诊。

查体:左拇指微肿,余无异常,临床痊愈,尚无需药物治疗。

【病例2】　马某,男,38岁。蛇伤门诊039号。

2018年5月9日上午8点25分就诊。

主诉:右脚被蛇咬伤5天。

现病史:患者于上周六(5月5日)晚9点在车间被一条长约30 cm的蝮蛇(蛇已被打死)咬伤右脚,经当地某医院采用抗蝮蛇毒血清治疗,同时内服、外敷季德胜蛇药片,抗感染治疗至今,因肿胀消退不明显就诊。

查体:右脚内踝下方有一道 2 cm 的长划痕,肿至膝下,皮肤呈过敏样红肿。

诊断:(1)蝮蛇咬伤恢复期;(2)抗血清结合物过敏肿胀。

治疗:采用肢体功能障碍中药,每天1剂煎水浸泡伤肢40分钟,每天2次,共计治疗6天。于5月15日上午来电诉中药浸泡当日见效,3天后基本无肿胀,现已痊愈工作。

【病例3】 程某,女,49岁。蛇伤门诊074号。

2016年7月23日上午10点就诊。

主诉:右食指被蛇咬伤半个月。

现病史:患者于半个月前在采摘箬叶时被竹叶青蛇咬伤右手食指,在某蛇科医院用抗蛇毒血清治疗后,右手食指肿胀红肿不退,并时有瘙痒,活动不便就诊。

查体:右手食指红肿、僵硬。

诊断:抗血清性功能障碍。

治疗:(1)外敷蛇伤膏一天1剂,连用3天;(2)内服蛇伤解毒汤一天1剂,连服3天。

2016年7月25日上午9点40分复诊。

诊见肿胀消退明显,活动改善,予以百毒消酊剂①30 mL外涂。2016年7月30日上午复诊诉右食指活动自如,属临床痊愈,无需用药。

【病例4】 戴某,男,73岁。蛇伤门诊127号。

---

① 将旱莲草20 g、万年青10 g、虎杖30 g、龙葵50 g、生草乌5 g用75%酒精500 mL浸泡15天,制成百毒消酊剂。

2016年9月6日上午8点5分就诊。

主诉:右脚被蛇咬伤十余天。

现病史:患者于10天前在稻田作业时不慎被蛇咬伤,经某中医院使用抗蛇毒血清并配合中药治疗至今,伤肢肿胀不退,活动不便就诊。

查体:背进本所,右脚咬伤处牙痕不清,踝关节僵硬,活动不便,伤肢皮肤紫暗,肿在膝下,余无异常。

诊断:蛇伤恢复期功能障碍。

治疗:采用肢体功能障碍中药1剂水煎浸泡,每天3次,每次40分钟,共5天。于9月11日下午来电诉基本恢复,已能下地行走。

【病例5】　范某,女,27岁。蛇伤门诊072号。

2017年6月23日下午6点就诊。

主诉:右脚背被毒虫咬伤多日。

现病史:患者于6月19日中午在房间休息时被毒虫蜇伤右脚背,经当地治疗后转某医院住院治疗,因伤肢红肿、痛痒难忍而就诊本所。

查体:右脚背有一点状虫蜇痕迹,有渗液,红肿至小腿处,大腿内侧皮肤红肿,淋巴结肿大。

诊断:毒虫蜇伤中毒。

治疗:(1)清创处置,外敷蛇伤膏50 g;(2)内服蛇伤解毒汤1剂;(3)百毒消酊剂适量外涂于红肿处,每天2次。

2017年6月24日下午4点复诊。

自觉症状大减。右脚背蜇伤处渗液消失,红肿好转明显,以原药续治一天。

2017年6月25日下午4点三诊。

红肿、过敏好转明显,予外涂百毒消酊剂30 mL,每日外涂2次。

【病例6】 赖某,女,75岁。蛇伤门诊079号。

2019年6月26日上午就诊。

主诉:右手拇指被蛇咬伤4天。

现病史:患者于4天前被竹叶青蛇(看见确认)咬伤右手拇指,在当地外敷土草药并结扎至今,诉右上肢肿胀明显,灼痛难忍,病程中无明显全身中毒症状出现,食欲尚可,二便正常。有高血压在治,心脏装有支架。

查体:神清,精神尚可,痛苦貌。右手拇指及手背外敷土草药,除去草药见拇指血水疱渗液、坏死,前臂处用布条结扎,手臂上见多个血水疱,肿至前胸、后背。体温37.4 ℃,血压:100/64 mmHg。

诊断:竹叶青蛇咬伤中毒。

治疗:(1) 清创处置,外敷蛇伤膏100 g,一天1次,连用7天;(2) 内服蛇伤解毒汤7天;(3) 伤口用蛇伤生肌纱布条换药7天。经上药治疗1小时后诉肿胀减轻,第二天消肿明显,7天后痊愈。

【病例7】 叶某,女,68岁。蛇伤门诊053号。

2015年6月7日下午2点就诊。

主诉:右脚被蛇咬伤约3小时。

现病史:患者于3小时前在家中被蛇(蛇已被打死带

来,为山烙铁头蛇)咬伤右脚,当即刺痛,在清水中清洗挤压伤口后就诊。诉伤肢肿胀疼痛,暂无明显全身反应。有心脏病史(具体不详)。

查体:神清。精神紧张,左脚外踝处见2个毒牙痕,间距约1.8 cm,局部微紫,小腿微肿、触痛,无淋巴肿大、触痛。血压:140/90 mmHg。

诊断:山烙铁头蛇咬伤中毒。

治疗:(1) 清创处置;(2) 外敷蛇伤膏50 g;(3) 内服蛇伤解毒汤1剂;(4) 随诊。

2015年6月8日上午8点复诊。

查体:肿胀减退明显,局部微肿,治疗仍以内服外敷中药1天。

【病例8】　吴某,男,45岁。蛇伤门诊081号。

2019年7月4日早7点20分就诊。

主诉:右脚被蛇咬伤约1小时。

现病史:患者于1小时前在路上被一条长约50 cm的山烙铁头蛇(蛇已被打死带来)咬伤右脚后跟,当即刺痛、出血,经清洗挤压,结扎后就诊。诉伤口局部肿痛,暂无其他不适。

查体:右脚后跟内侧有间距1.5 cm的毒牙痕2个,无出血、青紫,肿至脚踝上下,余无异常。

诊断:山烙铁头蛇咬伤中毒。

治疗:(1) 清创处置,针刺排毒;(2) 外敷蛇伤膏50 g;(3) 内服蛇伤解毒汤1剂;(4) 随诊。

2019年7月5日上午8点复诊。

查体:见脚背微肿,伤口周围有血疱,少量渗出。用中药内服外敷治疗,2天痊愈。

针对以上所述病例的分析:病例1患者患有肠癌,双手被蝮蛇咬伤中毒,经清创排毒,内服蛇伤解毒汤一周;病例2、病例3、病例4患者经当地医院用抗蛇毒血清治疗后,关节肿胀,功能障碍,皮肤红肿热痛,均经中药内服外敷。病例5患者被毒虫蜇伤,经某医院住院治疗,红肿、痒、热痛难忍,5天后就诊,经用中药4天好转明显;病例6患者75岁高龄,患有高血压、心脏装有支架,被竹叶青蛇咬伤4天后就诊,肿至前胸、后背,经用中药内服和外敷蛇伤膏7天。病例7、病例8患者被山烙铁头蛇咬伤中毒,经用内服外敷中药3~4天,均获治愈。

上述病例说明,徽州中草药药源丰富,具有广效、高效、速效和毒副作用小等特点,还可用于与细胞结合的蛇毒和在蛇毒作用下造成的病理损害(如坏死),当西药无能为力时,中草药却能间接调动人体内的抗毒因素,保护器官,加强其解毒、排毒能力,阻止蛇毒扩散、吸收、干扰蛇毒的活力,从而达到消除症状和治愈伤口的目的。

参 考 文 献

[1]　吴卯斌,吴国理,吴国琴.徽州民间中草药治疗蛇伤的临床体会[C]//安徽省中医学会民间医药专业委员会第七届学

术年会论文汇编,2020(12):109-113.

[2] 吴卯斌,吴国理,吴国琴.蝮蛇咬伤局部十字形点刺处理的临床分析[J].蛇志,2006,18(4):283.

[3] 吴卯斌.蛇伤生肌纱布条治疗蛇伤溃烂[J].新中医杂志,1995(1):62.

[4] 邱德文,吴家荣,夏同珩.本草纲目彩色药图[M].贵阳:贵州科技出版社,1998.

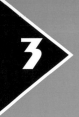

第3章 常见毒虫蜇咬伤的诊断

1 毒蜂蜇伤的诊断

【病因】 常见的蜇人毒蜂主要有蜜蜂、马蜂、胡蜂(见图3.1)等。毒蜂的腹部末端有与毒腺相连的毒刺,当毒蜂蜇人时通过毒刺把毒液注入皮肤。毒液含多种酸(如乙酸、盐酸)、化学介质(如组胺、5-羟色胺、胆碱酯酶)、神经毒素和某些抗原物质。不同蜂种的毒液成分有差异。对于蜂蜇伤引起的病变,按其性质可分为毒性反应和变态反应,后者由抗毒液成分的IgE抗体介导,这时可出现过敏反应或血清病[1]。

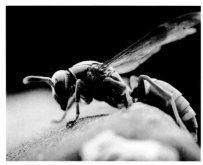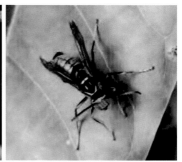

图3.1 毒蜂

【临床表现】 局部表现:受单个蜜蜂或小黄蜂蜇伤的

皮肤仅有局部明显红肿、剧烈刺痛,伤口见有少许水样或糖淡色液体分泌物,经10小时左右自愈。被毒性较强的毒蜂蜇伤除局部红肿、疼痛外,还伴有瘙痒或灼痛(见图3.2)。伤口中央炎症尤重,可见瘀斑、水疱,甚至发生组织溃疡、坏死。若遭群蜂蜇伤多处甚至更多,则常出现全身中毒症状,蜇伤部位的肿胀也较重。

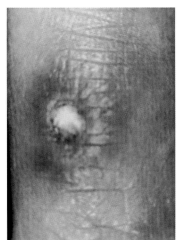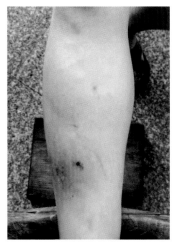

图3.2 毒蜂蜇伤[1]

全身中毒症状:呕吐、腹泻、头痛、头晕、发热、肌肉痉挛和神志不清,常有猝死危险。全身性变态反应只发生在个别病例,如在蜂蜇后很快出现全身瘙痒、风团、血压下降、呼吸短促、喘鸣、恶心、腹痛或绞痛,如蜇在头部、肿胀严重可致烦躁不安等症状。

2 蜈蚣蜇伤的诊断

【病因】 蜈蚣的毒液呈淡黄色,蜇入时毒液通过刺入皮肤的毒爪排出。毒液含有蚁酸、组织胺样物质、5-羟色胺、类脂质、酯酶、蛋白酶及毒性蛋白等,可被乙醇、强碱破坏。蜈蚣的防卫性分泌物黏稠,部分种类具有强烈的气味。人体被蜈蚣蜇伤后可引起局部组织破坏及淋巴管炎,毒液也有致敏作用,有时可引起大面积紫癜。

蜈蚣(见图3.3)体形扁平而长,是由22个同型环节构成的陆生多足类节肢动物[2],具有昼伏夜出的活动习性。栖居于潮湿阴暗处,多栖息在腐木、石头缝隙间或阴湿的草地中,为畏光性动物,以捕食小型动物、昆虫为主,鸡汤香味对蜈蚣具有引诱力。蜈蚣具有单眼4对,头部腹面有颚肢1对,上有毒钩,其尖端有一锋利针状刺,内连毒腺分泌酸性毒液。通过锋利的爪子,刺穿攻击对象的皮肤,毒腺分泌的毒液沿着导管从尖端注入对方体内,引起中毒。发病多见于春、夏、秋季,被蜈蚣蜇伤可引起皮肤局部损伤和全身中毒反应。

【临床表现】 伤部皮肤红肿,常见2个点状划痕,伴有剧烈灼痛难忍。重者发生淋巴管炎和淋巴结炎。个别病例可出现发热、头痛、头昏、恶心、呕吐,甚至出现烦躁不安、谵妄和抽搐等全身症状(见图3.4)。

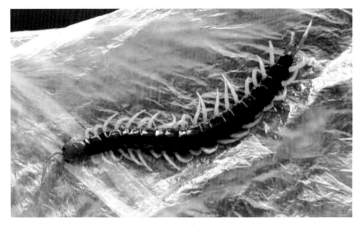

图3.3　蜈蚣

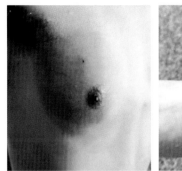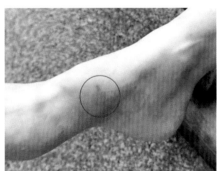

图3.4　蜈蚣蜇伤

3　蝎子蜇伤的诊断

【病因】　蝎子(见图3.5)中药称"全蝎"或"全虫",为夜行肉食动物,喜栖于较干燥处的石隙或枯叶下,有畏光性。蝎子在全国各地均有分布,尾刺呈钩状,毒器官在尾部的前端部位,可以蜇伤人和动物。在天气闷热的雨天,蝎子进入室内藏匿于鞋靴、衣物、毛巾或床上等处,易遭其蜇伤。

【临床表现】 一般表现:多数患者病情较轻,仅限于皮肤局部红肿、过敏、灼痛或剧烈疼痛,扩散至整个伤肢,或出现水疱和近处淋巴结肿大。

全身表现:头痛、头昏、恶心、呕吐流涎、流泪、口鼻分泌物增多、烦躁不安、异常兴奋、语言困难、腹绞痛、血压先增高后降低、惊厥、肌肉痉挛、心动徐缓或过速、心律不齐、胰腺炎、肺水肿、感觉异常、体温降低,以及虚脱、呼吸抑制、弥漫性血管内凝血和心力衰竭,死者死因多为严重生命中枢损害。

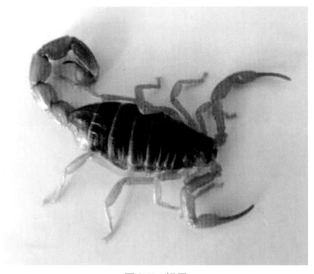

图3.5　蝎子

4　毒蜘蛛咬伤的诊断

　　【病因】　蜘蛛（见图 3.6）是肉食性动物[3]。蜘蛛口小，适于吮吸；单眼 4 对，位于头胸部背面的前端参差排列；共有 4 对脚，计 8 只脚。蜘蛛种类繁多，全世界约有 4 万种蜘蛛。其外观多种多样，体长从不足 1 cm 到 30 cm 不等。大多数蜘蛛都有毒。

　　蜘蛛的毒液中主要含有坏死毒素、神经毒素、蛋白水解酶等，是混合毒素，其毒性很强。其中红蜘蛛、黑蜘蛛、捕鸟蛛、花蜘蛛的毒性较大。被毒蜘蛛咬伤后，其毒腺分泌的毒液通过蜇牙注入伤口，如不能在最佳排毒时间内将毒液排出体外及使用中草药有效解毒，注入体内的肌肉坏死毒素最终会造成局部皮肤、肌肉组织坏死溃烂。神经性蜘蛛毒能促进乙酰胆碱释放，造成肌肉痉挛，还可致唾液及眼泪流出、心跳加速、出汗等，严重时危及生命。

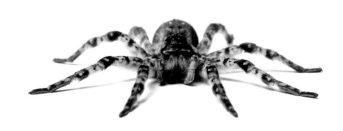

图 3.6　毒蜘蛛

【临床表现】 被毒蜘蛛咬伤后,常见针尖样牙痕1～2个,局部伤口苍白、肿胀或周身皮肤发痒,呈荨麻疹样皮疹,局部有明显的硬肿块、疼痛与压痛,肌肉呈痉挛状态,具局部烧灼的特征,在6～14天出现明显的黑色结痂深部坏死(见图3.7)。全身中毒症状往往在3～5天加重。出现恶寒、全身不适、头晕、胸闷、背部及腹部肌肉僵硬、反射迟钝、烦躁不安、血压先升高后降低、呼吸困难,甚至休克、意识障碍、昏迷、中枢麻痹、呼吸窘迫等凶险征象。

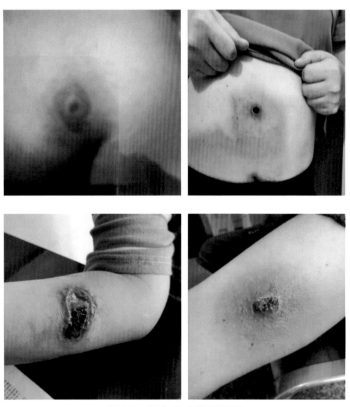

图3.7 黑色结痂深部坏死

5 隐翅虫皮炎的诊断

【病因】　隐翅虫皮炎是由皮肤接触呈强酸性(pH值为1～2)[1]的隐翅虫毒液所引起的急性皮肤炎症反应。

有毒隐翅虫为蚁形甲虫,体长0.6～0.8 cm,头、胸、腹部为黑色和橘红色相间。有白休夜动、趋光的习性,白天栖居于杂草石下,夜间活动,入室后在灯下飞行,当跌落、停歇在人体或物体上,被拍打或撑压捏碎时,毒液接触皮肤或由拍捏毒虫的手带至别处而引发接触性隐翅虫皮炎。

【临床表现】　隐翅虫皮炎的主要表现是皮肤出现红斑、水疱、糜烂,伴有烧灼疼痛、瘙痒等。常见于面部、颈部、胸背部和四肢裸露的部位(见图3.8)。

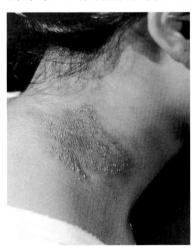
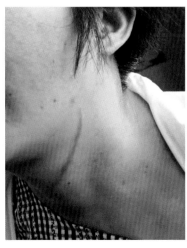

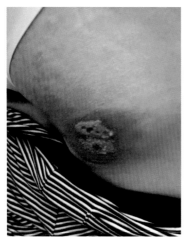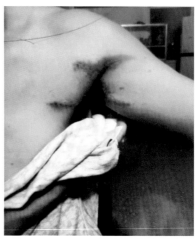

图3.8 隐翅虫皮炎处

严重时有头昏、头痛、恶心、淋巴结肿大、发热等全身症状,搔抓及皮损面积较大时可能继发感染。

典型的隐翅虫皮炎大致经历过程为:(1)皮肤接触隐翅虫毒液2～4小时后,出现点状、线状、片状红斑,伴有局部的水肿,开始时发痒,逐渐出现烧灼样疼痛感。(2)8～24小时后,红肿的皮肤及其周围出现丘疹、水疱、脓疱,有的脓疱融合成片。如果搔抓会引起糜烂。水疱的颜色透明,随着病情发展变成脓疱并转黑坏死。(3)经过7～14天后,损伤的皮肤变得干燥,结痂后脱落,亦可暂时残留色素沉着或浅表的疤痕。(4)如果眼睑沾到毒液,会引起眼睑红肿、无法睁眼等;毒液沾染到鼻腔会引起鼻黏膜损伤;毒液沾染外阴会引起外阴局部片状红斑。(5)皮肤损伤的严重程度与机体的反应情况和隐翅虫的数目、种类等相关,一般的皮肤损伤表现为点状、线状红斑,持续几天后就可能消失,严重时可出现大面积的糜烂或皮肤坏死。(6) 伴随症状:毒液侵害的皮肤范围较大或对毒液反应剧烈时,可能出现头昏、头痛、恶心、淋巴结肿大、发热等全身症状。如有继发感染则病情会加重。

参 考 文 献

[1]　谢礼豪,吴志华,谭仲楷.皮肤性病急诊学[M].广州:广东科技出版社,1998.

[2]　江苏新医学院.中药大辞典[M].上海:上海科学技术出版社,1977.

[3]　蓝海,陈远聪.中国毒蛇及蛇伤救治[M].上海:上海科学技术出版社,2008.

4

第4章 常见毒虫蜇咬伤的治疗

1 毒蜂蜇伤的治疗

（1）清创，及时用百毒消酊剂清洁患部，解除碱性毒素，应用镊子拔出残留毒刺。

（2）将旱莲草20 g、万年青10 g、虎杖30 g、龙葵50 g、生草乌5 g用75％酒精500 mL浸泡15天，制成百毒消酊剂。外涂局部及全身过敏处。

（3）重症者内服蛇伤解毒汤，一天1剂。

2 蜈蚣蜇伤的治疗

（1）及时用百毒消酊剂清洁患部，三棱针十字形点刺排毒，同时外敷蛇伤膏30～50 g，可缓解剧烈疼痛。

（2）内服蛇伤解毒汤，一天1剂，一般1～3天即可。

3 蝎子蜇伤的治疗

（1）及时用百毒消酊剂清洁患部，三棱针十字形点刺排毒，同时外敷蛇伤膏30～60 g，可缓解局部及全身症状。

（2）内服蛇伤解毒汤，一天1剂，一般1～3天即可。

4 毒蜘蛛咬伤的治疗

（1）及时进行局部清创排毒，方法同毒蛇咬伤的局部处理，以免引起难以愈合的坏死性溃烂。

（2）内服蛇伤解毒汤，一天1剂。

5 隐翅虫皮炎的治疗

（1）局部外涂百毒消酊剂，一天2～4次。

（2）抗感染治疗，内服蛇伤解毒汤，一天1剂。

第5章 治疗虫蜇毒蛇咬伤的常用中药

中草药治疗毒虫、毒蛇蜇咬伤是我国医学不可或缺的重要组成部分。东汉时期的《神农本草经》是我国现存最早的中药学专著,书中记载了蚤休等多种主治虫、蛇伤的中草药。《五十二病方》《唐本草》《本草纲目》《日华子本草》《中药大辞典》等150余种药学、方剂丛书,收载了近千种解虫毒、蛇毒、理蛇伤救治的药方。其中《中药大辞典》载有治疗蝎子、蜈蚣、黄蜂等毒虫蜇伤药方113个,治疗毒蛇咬伤药方308个,共计421个方剂。《新安医学蛇伤文献摘录》由新安医学研究中心徐子杭主任整理,载有解虫、蛇、蛊毒药物近40种。

本章介绍的是治疗虫蜇毒蛇咬伤的分布较广、具有一定疗效的19种常用中药。临床应用可结合当时的具体条件、虫蜇蛇伤患者的情况等加以适当掌握使用。

1 蚤 休

【别名】 重楼(《唐本草》),螫休(《日华子本草》),重台草(《圣惠方》),独脚连(《滇南本草》),草河车(《植物名实图考》),七叶一枝花(《本草蒙筌》),白河车等(见图5.1)。

【植物特征】　多年生草本,高80 cm左右,生于山坡、林下或溪边、灌丛下阴湿处。地下根茎横生,肥大,表面粗糙有结节,节上有圆形疤痕,断面白色,粉质。叶通常4~10片,大多为7片,故称"七叶一枝花"。轮生茎质;叶长椭圆形,春夏季开花一朵,单独顶生。

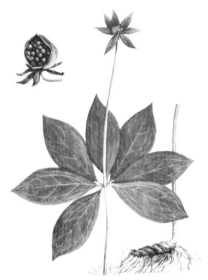
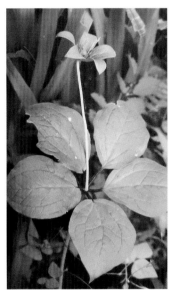

图5.1　蚤休[1],[2]

【性味】　苦,微寒,有毒。

【功用主治】　清热解毒,消肿止痛,凉肝定惊。主治蛇虫咬伤。

【用法用量】　内服:煎汤,3~9 g;磨汁、捣汁或入散剂。外用:捣敷或研末调涂。

【临床应用】 治疗毒蛇咬伤。

《浙江民间常用草药》载:"七叶一枝花根10克,研末开水送服,每日2～3次;另以七叶一枝花鲜根捣烂,或加甜酒酿捣烂敷患处。"

《江西草药》载:"七叶一枝花根2克,嚼服,或研末开水送服,一天2次,毒重者一天3次;另用鲜根适量,甜酒糟少许,捣烂或嚼烂外敷。"

取七叶一枝花10 g、半边莲15 g、蒲公英30 g、龙葵30 g,水煎服,治疗各种毒蛇咬伤,是黄山市民间常用的验方。

【按语】 七叶一枝花清热解毒,消肿止痛,能除蛇虫之毒,消肿止痛。在徽州民间有"七叶一枝花,阳发肿毒一把抓",又有"七叶一枝花,山涧到处都有它,再大毒蛇都不怕"的民谚。李时珍《本草纲目》载:"蛇虫之毒,得此治之即休,故有蚤休、螫休诸名。"本草药除治疗蛇虫蜇咬外,兼治风毒暴肿、喉痹、乳汁不通、耳内生疮热痛、跌打内伤、散瘀止痛。

2 虎 杖

【别名】 蛇总管(《岭南采药录》),大虫杖(《药性论》),苦杖(《本草拾遗》),酸杖、斑杖(《日华子本草》)等(见图5.2)。

【植物特征】 多年生草本或亚灌本,生于潮湿的沟、溪、路边。高达1～2 m。茎丛生,嫩时有紫红色斑点,中空,节上有膜质鞘。根状茎横生,木质,色黄。叶片阔卵形,长 5～15 cm。夏季开花;雌雄异株,复总状花序,生于叶腋;花小,白色。

【性味】 微苦,微寒。

【功用主治】 利湿退黄、清热解毒、散瘀止痛、止咳化痰。主治毒蛇咬伤。

【用法用量】 内服:煎汤,9～15 g;浸酒或入丸散。外用:研末、烧灰撒,熬膏涂或煎水浸渍。

【临床应用】 治疗毒蛇咬伤。

《吴氏蛇伤解毒汤》载:"虎杖 30～60 克,万年青根 5～10 克,旱莲草 15～30 克,水煎服,一天 1 剂。"

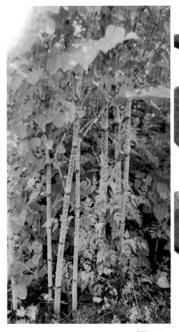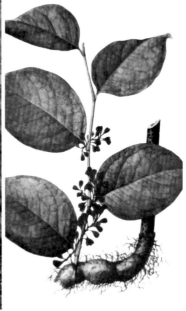

图5.2 虎 杖[3],[1]

《江西草药》载:"虎杖150克,研末,烧酒500毫升,浸泡备用。蛇伤后,速饮30~120毫升;清创后,另取药酒涂搽伤口及其周围,药干再涂,不拘次数。"

【按语】 "虎杖有'蛇总管'之称,治蛇伤,脓疱疮,止损伤痛"(《岭南采药录》)。虎杖有祛风利湿,散瘀止痛,清热解毒等作用,用途较广,能治湿热黄疸、淋浊带下、筋骨疼痛、疮痛肿毒、水火烫伤等病症。

3 万 年 青

【别名】 斩蛇剑(《植物名实图考》),青龙胆(《贵州药植调查》)等(见图5.3)。

【植物特征】 多年生常绿草本。无地上茎。根茎短而粗,有须根。多为栽培。叶基生,厚,叶片狭披针形,长10~30 cm,基部渐狭呈叶柄状,平行脉。夏季开花;花茎长约5~7 cm,顶端生短穗状花序;花淡绿色。浆果球形,朱红色。

【性味】 甘苦,寒,有毒。

【功用主治】 强心利尿,清热解毒,止血。主治蛇伤。

【用法用量】 内服:煎汤,3~9 g(鲜30~60 g);捣汁或研末。外用:捣汁涂、塞鼻或煎水熏洗。

【临床应用】 治疗毒蛇咬伤。

《江西草药》载:"万年青根(鲜)15~30克,擂汁服;另用万年青(鲜)、土南星根(鲜)各适量,捣烂外敷。"

在歙县民间用万年根(鲜)10 g,嚼汁咽之,用于治疗竹叶青蛇咬伤。

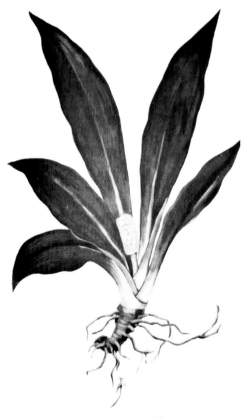

图 5.3　万年青[1]

【按语】　万年青根有显著的强心作用,能有效防治蛇伤心力衰竭,是治疗血循毒和混合毒蛇咬伤的主要药物。

《四川中药志》载:"包蛇咬伤。"具清热解毒,治咽喉肿痛、白喉、水肿、咯血、烫伤等功效。

4　旱　莲　草

【别名】　墨旱莲(《饮片新参》),金陵草(《千金月令》),
猪牙草(《本草纲目》)等(见图5.4)。

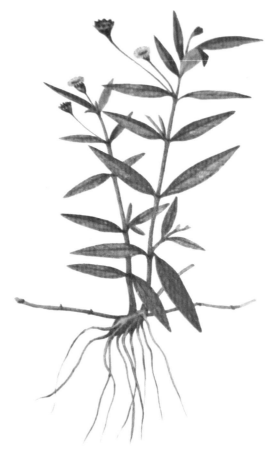

图5.4　旱莲草[1]

【植物特征】　一年生草本,茎柔弱,直立或匍匐,高20～60 cm,被毛。生于田边、水边和湿草地。叶对生,叶片披针形,长1～4 cm,边缘有细锯齿,无柄。秋季开白色花。头状花序生于枝顶或腋,瘦果小,褐色。夏秋季采收。

【性味】　甘酸,寒。

【功用主治】　滋补肝肾,凉血止血。主治蛇伤。

【用法用量】　内服:煎汤,6～12 g。外用:捣敷。

【临床应用】　毒蛇咬伤。

《吴氏蛇伤解毒汤》载:"旱莲草15～30克,万年青根5～10克,虎杖30～60克。水煎服,一天1剂。"

【按语】　旱莲草有凉血、止血的作用,能有效治疗蛇伤的黏膜渗血和尿血等症状。

5　卜　芥

【别名】　老虎耳,尖尾芋,观音莲(《中药大辞典》)等(见图5.5)。

【植物特征】　多年生常绿草本。根茎粗壮,肉质。茎高可超过1 m。叶互生,阔卵形,长14～38 cm,宽10～20 cm,先端渐尖,基部微凹,全缘,叶脉两面凸起,上面暗绿色,下面亮绿色;叶柄肉质,浓绿色,长25～90 cm,柄下部两侧扩展成鞘状。肉穗花序单生;花小形,黄白色,单性同株;佛焰苞肉质,长15～30 cm,管长5～10 cm,上部狭舟形,边包旋,肉穗花序短于佛焰苞;雄花在上部,雄蕊连合成六角形的单体;中性花在中部;雌花在下部,子房1室。浆果淡红色,花期5~7月,果期8月。生长于村旁、沟边。分布于我国东南部和南部,安徽、江西、四川等地亦有栽培。

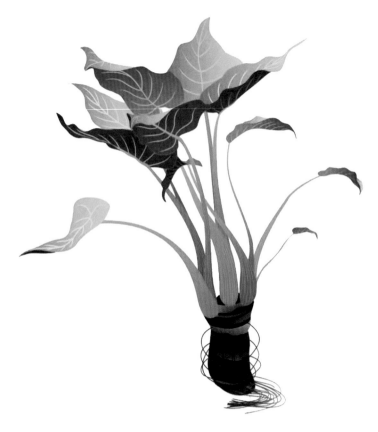

图5.5　卜芥[4]

【性味】　辛,温,有毒。

【功用主治】　解毒,消肿散结。主治毒蛇咬伤、毒蜂蜇伤。

【用法用量】　内服:煎汤,3~9 g。外用:捣敷。

【临床应用】　治疗毒蛇咬伤。

《中药大辞典》载:"用卜芥块根去外皮,切片加少许食盐,共炒黄焙干,研成末,装入胶囊(每粒0.9克),或制成糖衣片(每片0.3克)。成人每天3次,每次3~4片或胶囊1粒。以后视病情逐渐延长给药时间,每隔2~4小时服1次,直至症状消失。小儿剂量酌减。治疗100例,其中溶血毒型21例,神经毒型4例,混合毒型75例。除1例因被银环蛇咬伤达9小时入院抢救无效外,其余99例痊愈。服药最短时间为3天,总量为10.8克;最长时间为34天,总量达145.8克。其中有4例溶血毒型症状严重,采取中西医综合治疗。卜芥对血液循环毒型、混合毒型及神经毒型的蛇咬伤均有一定的疗效,特别是对尖吻蝮、小眼镜蛇、竹叶青蛇咬伤患者疗效显著。在上述临床应用基础上,每次剂量曾提高为成人8片、小儿4片,未见毒性反应。"

【按语】　卜芥具有解毒、消肿散结作用,对血循毒素、混合毒素及神经毒素的毒蛇咬伤有一定的疗效,对毒蜂蜇伤外敷疗效显著。卜芥还具有退热、消肿镇痛作用,治高热不退、流感、蜂窝组织炎、无名肿毒等。卜芥性温,有毒,煎汤宜煎2小时以上,以免中毒。

6 半 边 莲

【别名】 急解索,蛇利草(《岭南采药录》),细米草,蛇舌草,半边花等(见图5.6)。

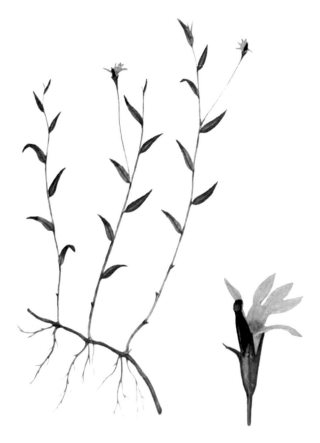

图5.6 半边莲[1]

【植物特征】　多年生匍匐小草本,高达20 cm。生于路边、河边、田边及山坡潮湿草地。茎横卧,节上生根,分枝直立。叶互生,无柄;叶片长圆状披针形,长1～2 cm,边缘多少疏生浅齿。初夏开花;花单生于叶腋,有长柄,花冠裂片向一侧,紫红色或白色。夏秋季果熟;蒴果,顶端2瓣开裂。夏秋季采收。

【性味】　甘,平。

【功用主治】　利水、消肿、解毒。主治蛇伤。《本草纲目》载:"治蛇虺伤,捣汁饮,以滓围涂之。"《陆川本草》载:"治蛇蜂蝎伤。"

【用法用量】　内服:煎汤,3～15 g;或捣汁服。外用:捣敷或捣汁调涂。

【临床应用】　治疗毒蛇咬伤。

《中药大辞典》载:"取半边莲每日30～48克,文火慢煎半小时,分3次内服。另用半边莲捣烂外敷,每日更换2次。治疗蛇咬伤88例,全身症状1～2天消失,局部浮肿3～5天消退,平均5.4天,全部治愈。说明半边莲对蛇咬伤具有良好的解毒作用,奏效迅速,尤其对有严重全身中毒症状者疗效显著。"

《江西中草药》载:"半边莲(鲜)30～60克,捣烂取汁,甜酒30克调服,暖睡取汗,毒重的一天2剂;药渣捣烂外敷。"

【按语】　半边莲有显著的解蛇毒作用,在民间广泛用于治疗蛇、蜂蝎伤和疮痈肿毒,以及湿疹和跌打扭伤肿痛等病症。

7 徐 长 卿

【别名】 鬼督邮,石下长卿(《神农本草经》),别仙踪(《本草图经》),竹叶细辛(《植物名汇》),生竹(《岭南采药录》),一枝香,蛇草,蜈蚣草,药王等(见图5.7)。

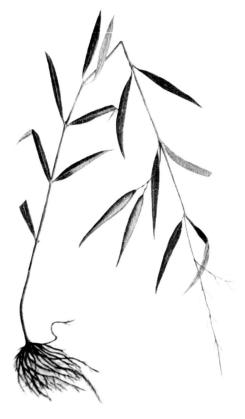

图5.7 徐长卿[1]

【植物特征】　多年生草本,高30~60 cm,很少有分枝,有节,折断后有白色乳汁。根呈须状,细长粉质,尝之有辛辣味,嗅之甚芳香。叶对生,细长,长9 cm左右,宽1 cm左右。夏秋枝顶开黄绿色小花,结2个羊角形小果,内藏多数顶端带长毛的种子。生于高山干旱的草地上。

【性味】　辛,温。

【功用主治】　镇痛,止咳,利水消肿,活血解毒。主治蛇咬伤。

【用法用量】　内服:煎汤,3~9 g;入丸剂或浸酒。外用:捣烂或煎水洗。

【临床应用】　《中国的毒蛇及蛇伤防治》载:"外用:单味水煎取汁用纱布浸湿外敷患处。内服:单味水煎服,或配其他中药同用。如浙江以本品15克配生山楂250克,水煎服治疗蝮蛇咬伤。"

【按语】　徐长卿内服或外用,可治疗毒蛇咬伤,具有活血解毒、镇痛止咳、利水消肿作用,还可治疗胃痛、牙痛、风湿疼痛、经期腹痛、慢性气管炎、带状疱疹等。

8　败　酱　草

【别名】　苦菜,苦猪菜等(见图5.8)。

【植物特征】　多年生草本,高40~90 cm。生于山坡草地及路旁。茎直立,有倒生的白色粗毛。叶对生;叶片卵形,长3~10 cm,不分裂或分裂,两面有粗毛,基部下延至叶柄上。秋季开花;聚伞花序顶生,排列成伞房状;花小,白色。果实倒卵形,背部有一圆形翅状小苞片。夏秋季采收。

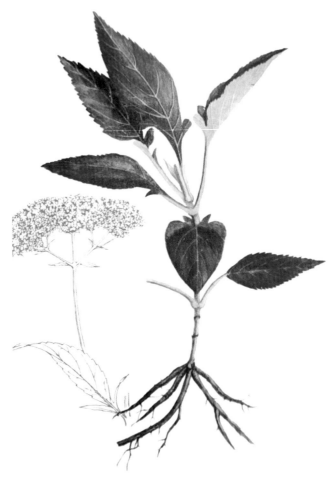

图5.8　败酱草[1]

【性味】　苦,平。

【功用主治】　清热解毒,排脓破瘀。主治蛇伤。

【用法用量】　内服:煎汤,9～15 g。外用:捣敷。

【临床应用】　《闽东本草》载:"治蛇伤,败酱草半斤,煎汤顿服。另用鲜败酱草杵细外敷"。

《江西草药》载:"蛇伤引起局部发黑溃烂,败酱草(鲜)适量,捣汁外搽。"

【按语】　败酱草具有清热解毒、排脓破瘀作用,可治疗毒蛇咬伤、肠痛、痈肿疥癣等。

9　博　落　迴

【别名】　落回,号筒草,号筒杆,号筒青等(见图5.9)。

【植物特征】　多年生草本,高100～200 cm,生于山坡、荒地。全株有白粉,折断后有黄色液汁。茎直立,中空。叶互生,有长柄;叶片卵圆状心形,5～7裂,边缘有不规则的齿牙,背面白色,夏季开花;圆锥花序,大型,生于茎顶。秋季果熟,蒴果倒卵状长椭圆形,扁平,表面有白粉。夏秋季采收。

【性味】　辛苦,温,有毒。

【功用主治】　消肿,解毒,杀虫。主治蜈蚣、黄蜂咬伤。

【用法用量】　外用:捣敷;煎水熏洗或研末调敷。

【临床应用】　治疗蜈蚣、黄蜂、咬伤。

　　《江西草药》载："博落迥茎(鲜)切断,取其自然汁搽患处。"

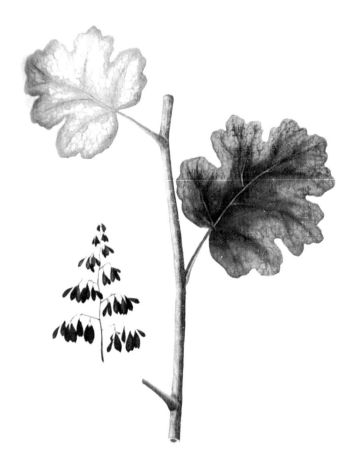

图5.9　博落迥[1]

　　【按语】　博落迥具有消肿、解毒、杀虫作用,可治疗毒蜂、蜈蚣蜇伤,也可治疗指疔、脓肿、急性扁桃体炎、中耳炎、滴虫性阴道炎、下肢溃疡、烫伤、顽癣等。

10 三 叶 青

【别名】 蛇附子(《植物名实图考》),石猴子,石抱子,
金线吊葫芦,有角乌蔹莓等(见图5.10)。

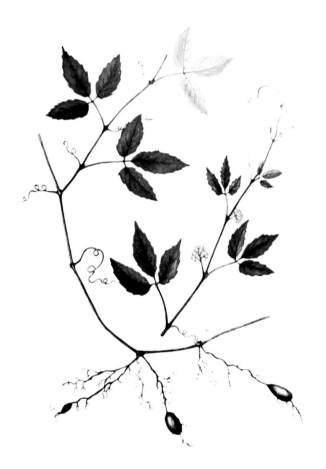

图5.10　三叶青[1]

【植物特征】 多年生蔓生藤本。生于阴湿山沟、山坡、溪谷树林下。卵形或椭圆形,棕褐色块根。茎细弱,下部节上生根,卷须与叶对生。叶互生,有柄,三出复叶;小叶卵状披针形,边缘有疏锯齿,中间小叶较大,两侧小叶基部偏斜。夏初开花;聚伞花序腋生;花小,黄绿色。浆果球形,紫红色。四季可采。

【性味】 苦辛,凉。

【功用主治】 清热解毒,活血祛风。主治蛇伤。

【用法与用量】 内服:煎汤,3~6 g;或捣汁饮。外用:捣敷或研末撒。

【临床应用】 治疗银环蛇咬伤。

《中草药新医疗法资料选编》载:"石猴子全草或块根,加冷水捣烂成浆,内服15克,外涂擦伤处,此为主药。再用叶上针煎水,冷却后外洗,并内服适量,服药后只能饮冷水,不能饮热水。"

《浙江民间常用草药》载:"有角乌蔹莓块根2~3个捣烂,剪去头发,敷头顶囟门处(百会穴)。"

《浙江民间常用草药》载:"有角乌蔹莓根15~30克,切碎,水煎服。"

【按语】 三叶青清热解毒,是民间用于小儿高热惊厥和毒蛇咬伤等治疗的常备药物。

11 雄 黄

【别名】 黄金石(《神农本草经》),石黄(《唐本草》),天阳石(《石药尔雅》),黄石(《品汇精要》),鸡冠石(《石雅》)(见图5.11)。

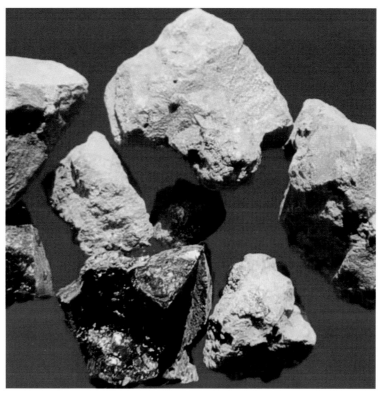

图5.11 雄黄[3]

【矿物特征】 单斜晶系。晶体柱状,晶面上有纵行条纹,大多成致密块状或粒状集合体。颜色为橘红色,少数为暗红色。条痕淡橘红色。晶面具金刚光泽,断面呈树脂光泽。半透明。解理较完全。断口贝壳状。硬度1.5~2.0,比重3.4~3.6。性脆。受光的作用,久则变为淡橘红色粉末。产于低温热液矿脉内,温泉及火山附近也有存在。常与雌黄、辉锑矿等共生。

【性味】 辛苦,温,有毒。

【功用主治】 燥湿,祛风,杀虫,解毒。主治蛇伤。

《中药大辞典》载:"治蛇虫螫伤。"《别录》载:"疗杀诸蛇虺毒。"《日华子本草》载:"治一切蛇虫犬兽咬伤。"

【临床应用】 治疗毒蛇咬伤。

《世医得效方》载:"凡为蛇伤及蜂虿、蜈蚣、毒虫、颠犬所伤,皆可用。"

《山东医刊》载:"治蛇咬伤,雄黄30克,生五灵脂30克。共研细末,分成10包,每2小时服1包,每日4~8次,开水送下。另取雄黄60克,研细末,用香油30克,调匀,涂于患处,每日更换2~3次。"

【按语】 雄黄配五灵脂可治疗毒蛇咬伤,具有燥湿、祛风、杀虫、解毒作用,可治疗疥癣、委疮、痈疽、走马牙疳、缠腰蛇丹、破伤风等。

《本经》载:"杀百虫毒。"《日华子本草》载:"一切蛇虫犬兽咬伤。"

12 八 角 莲

【别名】 八角连,独脚莲,一把伞,马眼莲,八角盘,八角金盘等(见图5.12)。

【植物特征】 多年生草本,高20～40 cm。生于山谷林下阴湿处。根状茎块状,横生。茎直立。叶1片,很少2片同生于一茎上;叶片圆形,盾状着生,边缘5～9浅裂。春夏之间开花;花生在顶端靠近叶片的地方,1～5朵生于短梗上,花梗下垂;花暗紫色。秋季结黑色圆形浆果。夏秋季采收。

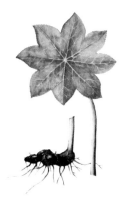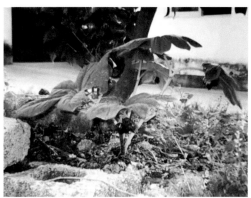

图5.12 八角莲[1]

【性味】 苦辛,平。

【功用主治】 清热解毒,化痰散结,祛瘀消肿。主治蛇伤。

《中药大辞典》载:"治蛇咬伤。"《纲目拾遗》载:"治一切毒蛇伤。"《广西中药志》载:"解蛇虫毒,治虫蛇咬伤。"

【临床应用】 治疗毒蛇咬伤。

《广西中草药》载:"八角莲9~15克,捣烂,冲酒服,渣敷伤患周围。"

《江西草药》载:"八角莲根适量白酒磨涂患处;亦可内服,每服6克。对神经毒素,可取八角莲根5节,用70%酒精7毫升,浸泡7天,取浸出液1~2毫升,注入伤口内。"

【按语】 八角莲具有清热解毒、化痰散结、祛瘀消肿作用,民间用于治疗毒虫、毒蛇咬伤历史悠久,还广泛用于痈肿、疔疮、瘰疬、跌打等疾病的治疗,具有显著的消肿散结效果。

13 山乌龟

【别名】 金钱吊葫芦(见图5.13)。

【植物特征】 多年生草质藤本。生于山坡、路边、草丛中或矮林边缘。外皮棕褐色,块根状。茎柔弱,光滑。叶互生;肾形叶片,全缘,无毛;叶柄细长,盾壮着生。春季开花;花单性,雌雄异株;伞形花序;花小,浅绿色。核果球形。夏秋季采收。

【性味】 辛苦,微寒。

【功用主治】 行气利水,消肿解毒。主治蛇伤。

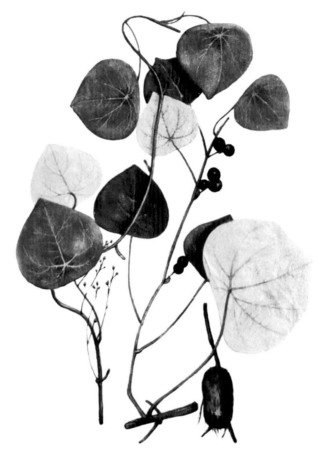

图5.13 山乌龟[1]

【临床应用】 治疗毒蛇咬伤。

《江西草药》载："山乌龟根、青木香根各9克,水煎服;药渣捣烂外敷。"

【按语】 山乌龟具有行气利水、消肿解毒作用,南方地区广泛用于毒蛇咬伤及痈疽的治疗。

14 青 牛 胆

【别名】 金梧榄,金果榄,雪里开,九牛子,金牛胆等
(见图5.14)。

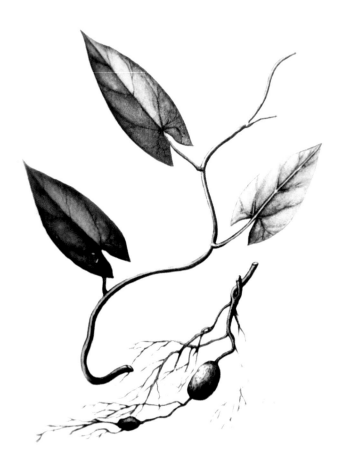

图5.14 青牛胆[1]

【植物特征】　常绿缠绕藤本,长 1.5～5 m。生于山地灌丛中、石缝间。地下根细长,长可达 1 m 左右,有黄色的球状块根,有时成串,味苦。小枝粗糙,有纵沟。叶互生,有柄;叶片卵状披针形,长 4～15 cm。基部箭形,两面有短硬毛。春季开花;花单性,雌雄异株;总状花序生于叶腋。秋季结红色的核果。夏秋季采收。

【功用主治】　清热解毒。主治蛇伤。

《药性考》载:"治蛇蝎虫伤。"《常用中草药手册》载:"治蛇伤。"

【临床应用】　治疗毒蛇咬伤。

《江西中草药》载:"青牛胆根 3 克,米酒少许,磨汁内服;另用青牛胆根适量,用酒磨汁外搽。"

【按语】　青牛胆具有清热解毒作用,是治疗毒蛇咬伤及上感、流感、急性扁桃腺炎、肺炎、高热、血管瘤、脂肪瘤的良药。

15　蜂 斗 菜

【别名】　蛇头草,野南瓜,南瓜三七等(见图 5.15)。

【植物特征】　多年生草本。生于林下、山坡、湿地。有根茎。基生叶圆肾形,直径达 15 cm 左右,背面灰绿色,叶柄长达 20 cm 左右。早春从根茎抽出花穗,雌花序有大苞片;花黄色或白色。四季可采。

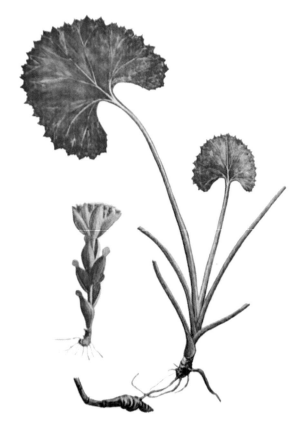

图5.15　蜂斗菜[1]

【性味】　苦辛,凉。

【功用主治】　解毒祛瘀。主治蛇伤。

《江西草药》载:"治毒蛇咬伤。"

《浙江民间常用草药》载:"治毒蛇咬伤。"

【临床应用】　治疗毒蛇咬伤。

《江西草药》载:"毒蛇咬伤"。蜂斗菜(鲜)适量,捣烂外敷;另用蜂斗菜15克,水煎服。

《中药大辞典》载："治疗毒蛇咬伤。先用针刺局部,然后取鲜蜂斗菜根适量捣烂,敷伤口周围。严重者再用蜂斗菜根15克捣汁生吃,或煎水内服。每日1次,连服2~3天。一般病例用药两天即消肿,体温、视力恢复正常,3~5天内痊愈。"

【按语】 蜂斗菜有消肿止痛、解毒祛瘀作用,除能有效治疗蛇伤外,还能治跌打损伤、扁桃腺炎、痈肿疔毒等。

16 丁 萝 卜

【别名】 菊苣,满天星,野萝卜(见图5.16)。

【植物特征】 多年生草本,有乳汁,高50~100 cm。生于田野、路旁、草地、山沟。主根圆锥形。茎直立,上部分枝。叶互生;叶片披针形或长圆状披针形,边缘有不整齐的尖牙齿状浅裂或羽状分裂,通常无柄,基部下延抱茎。夏秋开花;头状花序在茎顶排列成圆锥状;花全部为舌状,淡黄色。春夏秋季采收。

【性味】 苦,寒。有小毒。

【功用主治】 清热解毒,消肿散结。主治蛇伤。

【临床应用】 治疗毒蛇咬伤。《江西中草药》载："毒蛇咬伤。丁萝卜(鲜)适量,雄黄少许,捣烂,加口涎调匀,敷于伤口周围;另用丁萝卜根(鲜)9克,嚼烂,冷开水送服。"

【按语】 丁萝卜具有清热解毒、消肿散结作用,可治疗毒蛇咬伤,也可治疗疮痈疖肿。

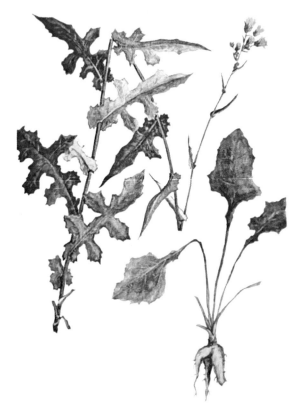

图5.16　丁萝卜[1]

17　紫花地丁

【别名】　犁头草,地丁草,箭头草(见图5.17)。

【植物特征】　多年生草本,高7～16 cm。生于草地或荒坡。常有匍匐茎,着地后可生出另一小植株。基生叶有长柄,叶片犁头状,长 2～5 cm,基部心形,边缘有钝齿。春夏季开花,花蓝紫色。蒴果长圆形,3 瓣开裂。春夏秋季采收。

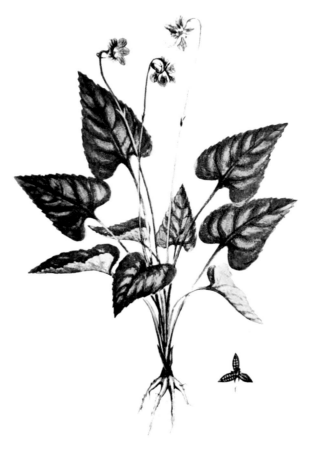

图5.17　紫花地丁[1]

【性味】　苦,寒。

【功用主治】 清热解毒,散结消肿。主治毒蛇咬伤。

《上海常用中草药》载:"治毒蛇咬伤。"

《中草药手册》载:"治毒蛇咬伤。"

【临床应用】 治疗毒蛇咬伤。

《中草药手册》载:"鲜紫花地丁捣汁一酒杯,内服;药渣加雄黄少许,调敷患处。"

《河南中草药手册》载:"鲜紫花地丁、鲜爪子金、鲜半边莲各适量。共捣如泥,敷患处。"

《江西草药》载:"毒蛇咬伤。犁头草、半边莲、连钱草(均鲜)各适量,捣烂外敷。"

【按语】 紫花地丁清热解毒,散结消肿,治疮痈肿毒,跌打损伤、目赤、喉痹等病症。

18 鬼 针 草

【别名】 鬼钗草,跟人走,一包针,婆婆针等(见图5.18)。

【植物特征】 一年生草本,高30~80 cm。生于路边、荒野、田边或住宅旁。茎直立,下部稍带淡紫色,四棱形。中部和下部叶对生;已回羽状深裂,裂片边缘有不规则的锯齿,两面均有短毛。秋季开花;头状花序有长柄,顶生或腋生;花黄色。秋季结果;瘦果顶端冠毛芒状,有倒刺。夏秋季采收。

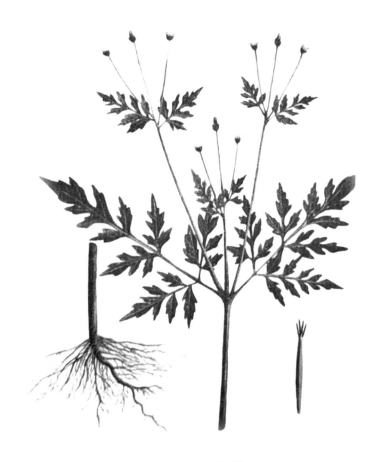

图 5.18　鬼针草[1]

【性味】　苦,平。

【功用主治】　清热解毒,散瘀消肿。主治蛇虫咬伤。

《本草拾遗》载:"主蛇及蜘蛛咬,杵碎敷之,亦杵绞汁服。"

《本草纲目》载:"涂蝎虿伤。"

【临床应用】　《福建民间草药》载:"治蛇伤,虫咬。鲜鬼针全草60克,酌加水,煎成半碗,温服;渣捣烂涂贴伤口,日如法两次。"

《江西草药》载:"毒蛇咬伤。鬼针草叶(鲜)适量,捣烂外敷;另用鲜叶30克,水煎服。"

【按语】 鬼针草治疗腹泻、痢疾、肝炎、急性肾、胃痛、咽喉肿痛、跌打损伤等。

19 野 芋

【别名】 野芋头,老芋,野芋艿(见图5.19)。

【植物特征】 多年生草本。生于林阴、溪边等处。根茎球状,上生褐色的纤毛。叶盾状,长达20 cm左右,基部心形,背面灰绿色;叶柄肉质,紫红色。夏秋冬季采收。

【性味】 辛,寒,有毒。

【功用主治】 解毒、消肿、止痛。主治蛇伤、蜂蜇伤、蜈蚣蜇伤。

【临床应用】《江西草药》载:"毒蛇咬伤,鲜野芋根适量,甜酒糟少许,捣烂外敷。"

《江西草药》载:"黄蜂、蜈蚣咬伤。野芋根适量,磨水外搽;或以鲜野芋根适量捣烂涂搽。"

【按语】 野芋性寒,有毒,民间用于毒蛇咬伤、毒蜂或蜈蚣蜇伤的外敷治疗,有显著疗效。

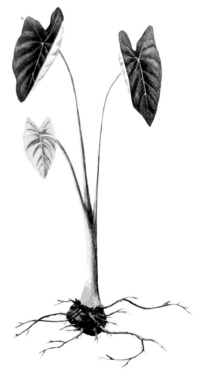

图5.19　野芋[1]

参 考 文 献

［1］　江西省卫生局革命委员会.江西草药[M].南昌:江西省新
　　　华书店,1970.

［2］　江苏新医学院.中药大辞典[M].上海:上海科学技术出版
　　　社,1977.

［3］　邱德文,吴家荣,夏同珩.本草纲目彩色药图[M].贵阳:贵
　　　州科技出版社,1998.

本书详细介绍了常见蛇伤虫蜇治疗的方法和药具,其中吴氏蛇伤临证的关键方法和药方梳理如下。

三棱针十字形点刺排毒法

用双氧水或0.9%生理盐水清洗伤口及其周围皮肤,再用碘酒消毒,取三棱针在毒蛇咬伤部位作十字形点刺,间距中心(两牙痕正中)刺点(1.0 ± 0.2)cm,针刺深度应与牙痕的深度一致,嘱患者握拳、勾指、放松,从肿胀边缘向伤口方向反复挤压,边操作边用生理盐水冲洗,促使毒液从点刺穴排出体外,随即解除原有结扎,切勿在伤处及其边缘挤压。

毒泉穴排毒法

对于路程远、蛇伤已超过2小时的肿胀明显或严重肿胀的患者,除对伤口进行处理外,还应进行肿胀、水疱、血疱下端毒泉穴针刺排液,从而排毒减压、减轻肿胀,降低坏死及水疱、血疱的形成概率。

蛇伤膏

主要成分:旱莲草150 g、青黛20 g、凡士林500 g。

制法:将旱莲草和青黛研成细末过100目筛,用研和法加入适量凡士林充分研匀。

蛇伤解毒汤

主要成分:虎杖30~60 g、万年青根5~10 g、旱莲草15~30 g。

用法:用水煎服,一天1剂。

疗效:虎杖有消肿、祛风、利湿、通便等作用;万年青根清热解毒,可防治蛇伤引发的心力衰竭,是尖吻蝮、蝮蛇咬伤的要药;旱莲草有凉血、止血的作用,能有效治疗蛇伤导致的黏膜渗血和尿血。

蛇伤生肌纱布条

主要成分:白芨20 g、虎杖 20 g、蜂蜜 50 g。

制法:白芨、虎杖用75%酒精浸泡2周后,过滤回收酒精,取浸膏和蜂蜜混匀,将外科用纱布条浸入盛有上述溶液的带盖容器中,即成蛇伤生肌纱布条,经高压灭菌后备用。

百毒消酊剂

主要成分:旱莲草20 g、万年青10 g、虎杖30 g、龙葵50 g、生草乌5 g。

制法:用75%酒精500 mL浸泡以上药材15天,即制成百毒消酊剂。

治疗肢体功能障碍的中草药煎液

主要成分:虎杖 20 g、龙葵 30 g、桂枝 15 g、鸡血藤 15 g、牛膝 10 g、桑枝 10 g、艾叶 10 g。

用法:每天 2 次,每次 30 分钟以上,一般 3～5 天即可。对用过抗蛇毒血清的患者长时间甚至 20 天以上肿胀不退的,龙葵可用到 60 g,这样可加速恢复。

　　蛇伤虫蜇危害人类健康和生命安全,自古以来一直被认为是人类最致命和最可怕的意外伤害之一。笔者吴卯斌是歙县横关三安村高次坑人,自幼随父亲吴玉海学习祖传蛇伤救治技艺,依据祖父吴官春留传《蛇伤救治手册》及民间验方,结合现代科学研究,开展毒蛇、毒虫蜇咬的诊治工作,积累了大量经验,形成了自成一体的诊治方法,包括诊断要点、救治原则、祖传技法、临证验方、制剂加工、内治外治、中西结合、心理护理等。1996年,笔者先后在《蛇志》和《野生动物》等期刊上分别发表《赤链蛇毒器的发现及离体毒腺的产毒量》《虎斑颈槽蛇颈腺的研究》等论文,其中有关虎斑颈槽蛇的研究成果,经国内著名两栖爬行动物专家陈璧辉、滕脉坤等教授鉴定,填补了一项国内空白,并获1995年安徽省科学技术研究成果奖,为蛇伤判断、蛇伤防治及丰富蛇类毒器的生物学知识提供了基础实验数据。

　　蛇伤虫蜇的临床救治选择性强,有其独特的专业性,也具有相当高的风险,年轻一代医生大多不愿意涉足这一领域。而普通临床医生及民众往往把西药抗蛇毒血清当作万能药,以为有了抗蛇毒血清就可以应对一切蛇伤救治问题,忽略了蛇伤虫蜇的诊断及早期排毒处理等临床技术，以至于屡屡延误救治时机，使患者生命陷入危险境地。因此，很有必要纠正人们在认识上的一些误区，普及相关知识，在蛇伤虫蜇救治上为群众提供应急之需。这便是笔者写作本书的初衷，同时也是为了回报社会、感谢社会各界及民众对笔者的信任。

笔者在50余年的从医生涯中，先后得到原安徽省旅游厅厅长张脉贤教授、黄山市原科委办公室主任王楚泉、安徽中医学院（现安徽中医药大学）李洪涛教授、中国科学技术大学生命科学学院滕脉坤教授、安徽师范大学陈璧辉教授、黄山学院徐亚君教授、黄山市科委实验站李振东、王亦民站长等的关心支持，在临床医技、基础研究等方面不断得以丰富和提高，建立起在黄山市及周边地区具有一定影响的虫蜇蛇伤特色专科。近年来，在黄山市文化旅游局汪翔、方劲松科长以及黄山市新安中医研究中心主任江国庆、徐子杭主任医师的支持下，笔者家传承100多年的"新安吴氏连花百毒消"获准列入黄山市非物质文化遗产名录，笔者亦成为黄山市第六批次非遗代表性传承人。在此一并表示衷心的感谢！

由于笔者学识浅薄，临床理论和技术论述难以概全，疏漏之处请读者不吝批评指正。

吴卯斌

2022年10月18日